W0246544

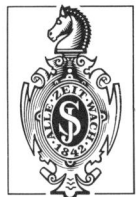

E. Klaschik · F. Nauck (Hrsg.)

Palliativmedizin heute

Unter Mitarbeit von
E. Aulbert · A. Conrad · D. Doyle · S. Husebö
I. Jonen-Thielemann · M. Kern · E. Klaschik
C. Maier · M. Müller · F. Nauck · F. Rest · R. Richter
B. Sandgathe · J. Schara · D. Zech · D. Zirwes

Mit 28 Abbildungen und 19 Tabellen

Springer-Verlag
Berlin Heidelberg New York
London Paris Tokyo
Hong Kong Barcelona
Budapest

Prof. Dr. med. Eberhard Klaschik
Friedemann Nauck

Malteser-Krankenhaus
Von-Hompesch-Str. 1
D-53123 Bonn

ISBN 3-540-57584-7 Springer-Verlag Berlin Heidelberg New York

Die Deutsche Bibliothek – CIP-Einheitsaufnahme
Palliativmedizin heute : mit 19 Tabellen / E. Klaschik; F.
Nauck (Hrsg.). Unter Mitarb. von E. Aulbert ... – Berlin;
Heidelberg; New York; London; Paris; Tokyo; Hong Kong;
Barcelona; Budapest : Springer, 1994
   ISBN 3-540-57584-7
NE: Klaschik, Eberhard [Hrsg.]; Aulbert, Eberhard

Umschlaggestaltung: Gert Österreicher, Werbeagentur GmbH, Wiesbaden
Satz: Macmillan India Ltd., Bangalore, Indien

SPIN : 10128884   19/3130 – 5 4 3 2 1 0 – Gedruckt auf säurefreiem Papier

Vorwort

Die Palliativmedizin hat ihren Ursprung in der modernen Hospizbewegung. Als Ausgangspunkt gilt das 1967 in London gegründete St.
Christopher's Hospice.

Durch das Engagement und die Fördermaßnahmen der Deutschen
Krebshilfe konnten 1983 in Köln und später in Bonn Palliativstationen
entstehen. Die Palliativmedizin verfolgt das Ziel, durch konsequente
Schmerztherapie und Symptomkontrolle sowie ganzheitliche Betreuung
und Begleitung den Patienten eine neue Lebensperspektive zu er-
schließen und ihnen eine Verbesserung der Lebensqualität zu
ermöglichen.

Um die Entwicklung, die Erfahrung, den gegenwärtigen Stand und
die Zukunft der Palliativmedizin in Deutschland darzustellen, veranstal-
tete die Palliativstation des Malteser-Krankenhauses Bonn in Zusammenarbeit mit der Deutschen Krebshilfe und ALPHA Rheinland ein
Symposium in Bonn. Es wurde ein Treffpunkt für alle in der Palliativmedizin und der Hospizidee Interessierten.

Die positive Resonanz hat uns ermutigt, dieses Buch herauszugeben
in der Hoffnung, daß die Palliativmedizin den Weg in Deutschland
gehen wird, den sie in anderen Ländern bereits eingeschlagen hat.

Allen Autoren möchten wir an dieser Stelle noch einmal herzlich für
die engagierte Mitarbeit danken, ohne die das Buch nicht zustande
gekommen wäre.

Die umfassende Darstellung in den einzelnen Beiträgen erlaubt eine
Standortbestimmung der „Palliativmedizin heute".

Bonn, im Frühjahr 1994   E. Klaschik
                                                         F. Nauck

Inhaltsverzeichnis

Autorenverzeichnis

Aulbert, Eberhard, Prof. Dr. med.
Chefarzt der Abteilung für Innere Medizin,
Evangelisches Waldkrankenhaus,
Stadtrandstr. 555, D-13589 Berlin

Conrad, Astrid
Krankenschwester der Palliativ-Station,
Malteser-Krankenhaus,
Von-Hompesch-Str. 1, D-53123 Bonn

Doyle, Derek, Dr. med.
Medical Director and Consultant Physician
St. Columba's Hospice,
15 Boswall Road, Edinburgh (Großbritannien)

Husebö, Stein, Dr. med.
Chefarzt der Abteilung für Anästhesie und Intensivmedizin,
Haukeland University Hospital,
5021 Bergen (Norwegen)

Jonen-Thielemann, Ingeborg, Dr. med.
Palliativstation der Chirurgischen Klinik und Poliklinik,
Dr.-Mildred-Scheel-Haus, Universität Köln,
Joseph-Stelzmann-Str. 9, D-50924 Köln

Kern, Martina
Leitende Krankenschwester der Palliativ-Station,
Malteser-Krankenhaus,
Von-Hompesch-Str. 1, D-53123 Bonn

Klaschik, Eberhard, Prof. Dr. med.
Chefarzt der Abteilung für Anästhesie, Intensivmedizin und
Schmerztherapie, Malteser-Krankenhaus,
Von-Hompesch-Str. 1, D-53123 Bonn

Maier, Christian, Dr. med.
Oberarzt der Klinik für Anästhesiologie
und Operative Intensivmedizin,
Christian-Albrechts-Universität,
Arnold-Heller-Str. 7, D-24105 Kiel

Müller, Monika, M.A.
ALPHA-Ansprechstelle im Land NRW zur Pflege Sterbender,
Hospizarbeit und Angehörigenbegleitung,
Von-Hompesch-Str. 8, D-53123 Bonn

Nauck, Friedemann
Oberarzt der Abteilung für Anästhesie, Intensivmedizin und
Schmerztherapie,
Malteser-Krankenhaus, Von-Hompesch-Str. 1, D-53123 Bonn

Rest, Franco, Prof. Dr. phil.
Professor für Erziehungswissenschaft und Sozialphilosophie,
Fachhochschule,
Stortsweg 41 a, D-44227 Dortmund

Richter, Renate, Dr. med.
Oberärztin der Klinik und Poliklinik für Kinder und Jugendliche,
Universität Erlangen,
Loschgestr. 15, D-91054 Erlangen

Sandgathe, Bettina Dr. med.
Stationsärztin der Palliativ-Station, Malteser-Krankenhaus,
Von-Hompesch-Str. 1, D-53123 Bonn

Schara, Joachim, Dr. med.
Ehemaliger Direktor des Instituts für Anästhesie,
Am Freudenberg 14, D-42119 Wuppertal

Zech, Detlev, Dr. med.
Oberarzt des Instituts für Anästhesiologie und operative
Intensivmedizin, Universität Köln,
Joseph-Stelzmann-Str. 9, D-50937 Köln

Zirwes, Duane
Angehöriger,
Grimmgasse, D-53123 Bonn

Bewährtes und Zukünftiges in der Tumorschmerztherapie

C. Maier

Zukünftige Entwicklungen in der Tumorschmerztherapie interessieren den Kliniker v.a. dort, wo sich die bisher gebräuchlichen Strategien nicht oder nicht ausreichend bewährt haben. Was aber hat sich nachweislich bewährt? Es liegen eine Reihe empirisch begründeter Therapiekonzepte und Empfehlungen vor [13, 21, 29, 30], dennoch muß auch hinterfragt werden, inwieweit diese tatsächlich validiert sind. Eine wissenschaftliche Überprüfung ist erforderlich, denn die Geschichte der Medizin, besonders die der Schmerztherapie, kennt zuviele Beispiele dafür, daß scheinbar bewährte Verfahren – wie z.B bestimmte neurodestruktive Eingriffe – erst nach vielen, für die betroffenen Patienten im Sinne des Wortes schmerzlichen Fehlschlägen aufgegeben wurden, nachdem – viel zu spät – statistisch einwandfreie Methoden zur Überprüfung eingesetzt wurden.

Maßstäbe für die Bewertung von Therapien

Für die Bewertung einer bestimmten Schmerztherapie darf man sich bei onkologischen Patienten nicht auf den Aspekt der dadurch erreichbaren Schmerzreduktion beschränken. Die Schmerztherpie ist nur *ein*, wenn auch sehr wichtiger Teil der Palliativmedizin. Der Nutzen der Schmerztherapie verkehrt sich in sein Gegenteil, wenn die Lebensqualität des Patienten durch Nebenwirkungen oder Komplikationen unvertretbar eingeschränkt wird. Zumindest fragwürdig sind auch solche Verfahren, die es dem Patienten unmöglich machen, ein von medizinischer Dauerbetreuung weitgehend unabhängiges Leben zu führen. Hinter diesen übergeordneten Gesichtspunkten muß die Zielgröße *Schmerzfreiheit* im Einzelfall zurückstehen. Ein derartiger Kompromiß wird auch vom Patienten und seinen Angehörigen in der Regel akzeptiert oder sogar gewünscht.

Es hat sich leider eingebürgert, von malignen und benignen Schmerzen zu sprechen. Gerade für Tumorpatienten ist eine solche Unterscheidung von zweifelhaftem Nutzen, da hieraus bisweilen gefolgert wird, daß bei onkologischen Erkrankungen wegen der kürzeren Lebenserwartung auch invasive Verfahren relativ bedenkenlos angewandt werden dürfen. Die Komplikationen mögen sich zwar nur noch kurzfristig auswirken, sie sind aber für die Lebensqualität dieser Patienten genauso verheerend. Erwähnt seien iatrogene Nervenverletzungen, Querschnittslähmungen oder eine Meningitis nach intrathekalem Katheter. Auch für onkologische Patienten gilt der Grundsatz, daß invasive Verfahren nur statthaft sind, wenn

1) keine praktikable Alternative besteht und
2) der voraussichtliche Nutzen so groß ist, daß *der Patient* bereit ist, Risiken einzugehen. Bei Abwägung des Risikos ist nicht nur die Häufigkeit denkbarer Komplikationen, sondern v.a. ihr Schweregrad von Bedeutung.

Einen Sinn ergibt die erwähnte Einteilung in maligne und benigne Schmerzen nur für die Bewertung von Verfahren, die, wie die Alkoholneurolyse des Plexus coeliacus, zeitlich begrenzt wirksam sind oder deren mögliche Komplikationen, wie z.B. Deafferenzierungsschmerzen nach Chordotomie, so protrahiert auftreten, daß sie bei der individuell wahrscheinlichen Lebenserwartung keine Rolle mehr spielen.

Hat sich das Stufenschema der WHO bewährt?

Aus diesen grundsätzlichen Erwägungen hat sich weltweit die Auffassung durchgesetzt, daß eine Schmerztherapie mit oralen Analgetika jedem invasiven Verfahren vorzuziehen ist [11, 13, 27]. Auch bei der Wahl des Analgetikums gelten die gleichen Grundsätze. Dieses spiegelt sich in dem bekannten Stufenschema der WHO wieder, die zunächst den Einsatz von Nichtopioiden, mittelstark wirksamen und dann erst stark wirksamen Opioiden vorschlägt, unbeschadet der Tatsache, daß es immer eine Reihe von Patienten geben wird, die gleich auf der III. Stufe beginnen müssen [30]. Ergänzend können die invasiven Verfahren als IV. Stufe bezeichnet werden. Der Begriff der Stufenleiter sollte im übrigen nicht in der Weise mißverstanden werden, daß stets ein Schritt nach dem anderen erfolgen muß. Es gibt viele Übergänge und nicht jeder Schritt ist irreversibel. So benötigen u.U. Patienten mit opioidbedürftigen Schmerzen nach einer palliativen Bestrahlung nur einer Medikation mit Metamizol.

Das überzeugendste Argument für die Berechtigung dieser *Stufenleiter* und dabei insbesondere der III. Stufe ist der weltweite Rückgang invasiver Verfahren in den Schmerzzentren. Je nach Zusammensetzung des Krankengutes können heute zwischen 80 und 95 % der Patienten adäquat mit oralen Analgetika behandelt werden. Auch jene, die in den letzten Monaten einer invasiven Therapie bedürfen, waren zuvor, d.h. für die überwiegende Zahl der Behandlungstage durch konservative Verfahren beschwerdefrei [11, 21, 26]. Hierzu zählen auch Patienten mit Pankreaskarzinom (Abb. 1, [31]), bei dem häufiger sog. opioidresistente Schmerzen auftreten [13, 23]. Frühere, auf Vorurteilen oder Mythen beruhende Annahmen, daß der frühzeitige und großzügige Einsatz von stark wirksamen Opioiden zu Mißbrauch oder Suchtgefährdung oder aber zu zwangsläufiger Dosissteigerung führen muß, sind widerlegt und daher nicht mehr Gegenstand einer ernsthaften Diskussion [11, 19, 27, 34]. Vielmehr konnte wiederholt gezeigt werden, daß unter einer effektiven Morphintherapie die Störungen des Allgemeinbefindens seltener sind als vor Beginn der Behandlung (Abb. 2, [31, 34]).

Die orale Morphintherapie ist daher derzeit das Referenzverfahren für die Bewertung anderer Medikamente oder Verfahren. Dagegen beru-

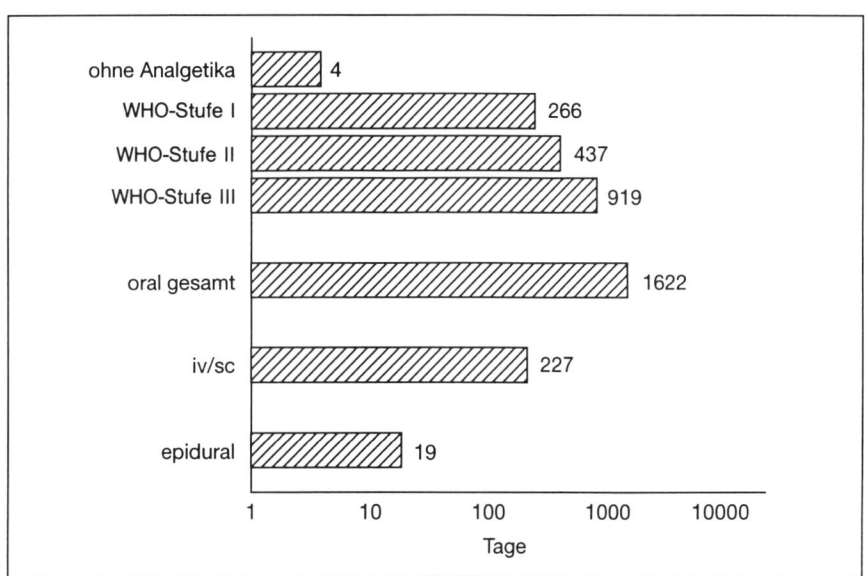

Abb. 1. Anzahl der Therapietage (Gesamtzahl: 1 872 Tage) mit der jeweiligen Behandlungsstufe nach dem WHO-Schema bei 52 Patienten mit Pankreaskarzinom. (Nach [31])

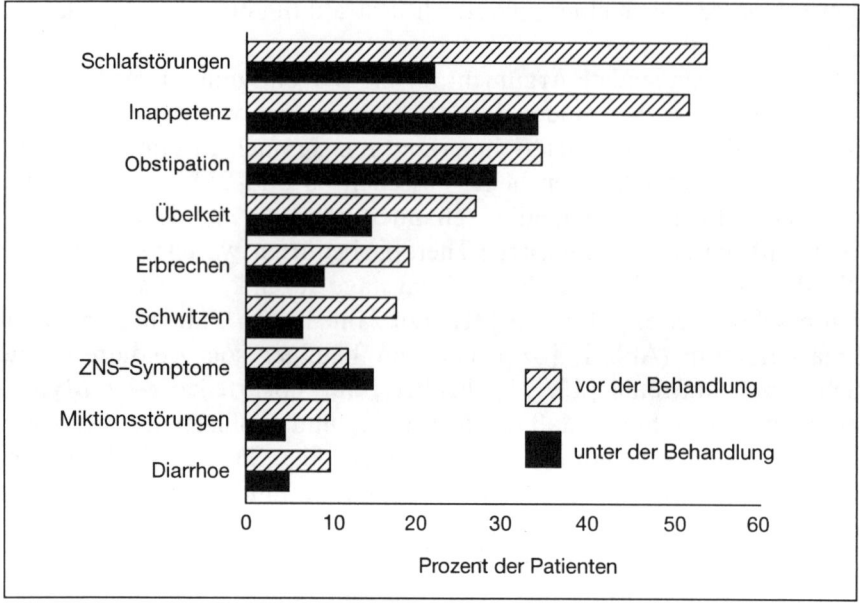

Abb. 2. Häufigkeit von Begleitsymptomen bei 52 Patienten mit Pankreaskarzinom vor und während einer Morphinbehandlung. (Nach [31])

hen die Empfehlungen zu den ersten beiden Stufen des WHO-Schemas weitgehend auf klinischer Empirie.

Behandlung von Tumorschmerzen mit Nichtopioiden

Epidemiologische Langzeituntersuchungen über den Einsatz von Nicht-opioiden liegen, soweit ersichtlich, kaum vor. Die Zahlenangaben von Schmerzzentren sind für diese Fragestellung wenig repräsentativ, da sie überwiegend auf einem Patientenkollektiv in fortgeschrittenem Stadium der Tumorerkrankung beruhen. In der häufig angeführten Studie von Ventafridda et al. [29] wurden zwar sehr viele Patienten dokumentiert, die durchschnittliche Behandlungs-bzw. Lebensdauer betrug jedoch nur wenige Wochen. Selbst in dieser Zeit war ähnlich wie in deutschsprachigen Publikationen ein Trend zu der Stufe III erkennbar (Abb. 3, [11]). Zu den wenigen Studien, die in den letzten Jahren zur Effektivität verschiedener Nichtopioide der Stufe I publiziert wurden, ist kritisch anzumerken, daß sie oft im zeitlichen Zusammenhang mit der Einführung eines neuen Präparats erfolgten, daß die Dokumentation der

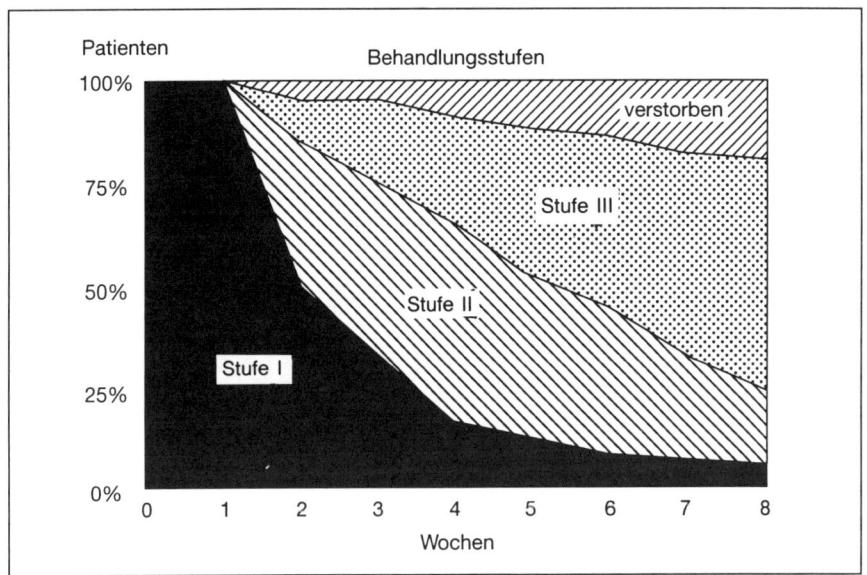

Abb. 3. Prozentualer Anteil der verstorbenen und der mit den Stufen I–III nach WHO-Stufenschema behandelten 292 Tumorpatienten im Verlauf von Wochen (Nach [29])

Schmerzen und der Nebenwirkungen unter Langzeitanwendung nur punktuell erfolgte (vgl. z.B. für Ketorolac die Übersichten in [2, 9]). Genauso wenig konnte m.E. bislang ein überzeugender Beleg für die Berechtigung der Stufe II, also der Gabe schwachpotenter Opioide erbracht werden, da sich, außer bei quälendem Hustenreiz, z.B. bei Bronchialkarzinomen, auch das Dihydrocodein nicht so bewährt hat, wie anfänglich erwartet wurde.

Dem Stufenplan liegt die scheinbar selbstverständliche Annahme zugrunde, daß Nichtopioide geringere Risiken, zumindest aber weniger Nebenwirkungen aufweisen, da sie z.B. die Vigilanz oder den Gastrointestinaltrakt weniger beeinträchtigen. Auch diese Annahme ist, vielleicht mit Ausnahme des Metamizols, nicht gesichert. Für die Risikoabwägung ist zu bedenken, daß es sich in diesem Stadium mit geringeren Schmerzen oft um Patienten mit vergleichsweise langer Lebenserwartung handelt. Die Komplikationsrate einer Langzeittherapie mit Azetylsalizylsäure (ASS) oder nichtsteroidalen Antiphlogistika (NSAID) ist unstrittig höher als die von Morphin, wie Erhebungen bei Patienten mit nichttumorbedingten Schmerzen zeigten. Das Risiko einer lebensbedrohlichen gastrointestinalen Blutung ist unter NSAID um den Faktor 2–4 erhöht

Tabelle 1. Auswahl von epidemiologischen Studien zum relativen Risiko von schweren gastrointestinalen Komplikationen unter NSAID (zit. nach [33])

Studie	Anzahl (Kontrollen)	Zielkriterium	Relatives Riskio für NSAID
Griffin et al. (1991)	122 (3897)	Gl-Ulkus und Blutung	1:4,1 dosisabhängig
Beardon et al. (1989)	25959	perforierende Ulkusblutung	1:2,1
Fries et al. (1989)	1949	Hospitalisation	1:6,5
Carson et al. (1987)	471136 (44634)	Blutung nach 30 Tagen	1:1,5

(Tabelle 1), selbst unter ASS nimmt die Inzidenz stationärer Behandlungen wegen schwerer Ulkuskomplikationen um so mehr zu, je länger ein Patient behandelt wird [25, 33]. Während einige Nebenwirkungen von Opioiden bei längerer Therapie rückläufig sind, gibt es keine Gegenregulation, die nach längerer Therapie mit diesen Hemmstoffen der Prostaglandinsynthese zu einem verbesserten Schutz der Magenschleimhaut führt. Alle NSAID haben im Prinzip diesen Wirkmechanismus und verstärken daher zwangsläufig die diesbezüglichen Effekte der Zytostatika, die in diesem frühen Stadium oft noch eingesetzt werden. Hingewiesen sei auch auf die unerwünschten Interaktionen mit Opioiden, deren emetische und auch zentralnervösen Effekte durch Kombination mit NSAID gesteigert werden können.

Nebenwirkungen und Komplikationen der NSAID, die für Tumorpatienten relevant sein können

- gastrointestinale Symptome (Verstärkung von Zytostatikanebenwirkungen,
- Blutungsrisiko,
- Störung der Nierenfunktion,
- „Analgetikaasthma",
- zentralnervöse Nebenwirkungen (Interaktion mit Opioiden),
- Hemmung immunologischer Funktionen.

Die im eigenen Tätigkeitsbereich bevorzugten Medikamente der Stufe I sind in Tabelle 2 zusammengestellt. Wir halten, wie andere Arbeitsgruppen auch [11], Metamizol bei nichtopioid bedürftigen Tumorschmerzen für das günstigste Präparat. Hierfür sprechen seine gute

Tabelle 2. Auswahl der Medikamente der Stufe I des WHO-Schemas, die in der Kieler Schmerzambulanz bevorzugt werden

Medikament	Handelsname (Auswahl)	Bemerkungen
Metamizol	Novalgin Baralgin	Mittel der 1. Wahl
Flupirtin	Katadolon	keine Prostaglandinhemmung (Ulkuspatienten!)
Diflunisal	Fluniget	Effekt wie ASS 6–8 h Wirkdauer
Diclofenac	Voltaren retard	Pankreaskarzinom
Flurbiprofen	Froben	relative verträgiche NSAID

analgetische, spasmolytische und die, wenn auch begrenzte, antiphlogistische Wirksamkeit, die fehlende Beeinträchtigung der Prostaglandinsynthese sowie der Umstand, daß eine Kombination mit Opioiden in der Regel unproblematisch ist. Bei Patienten mit Leberschmerzen und einigen Formen des Knochenschmerzes sind retardiert freigesetzte NSAID indiziert. Eine interessante Alternative könnte v.a. bei Beteiligung des Bewegungsapparats das Flupirtin darstellen, das auch Patienten mit Asthma oder Ulkusanamnese verordnet werden darf. Die Wirkstärke dieser Substanz, bei der man sich streiten kann, ob sie eher der Stufe II zuzuordnen ist, ist mit der des Tramadols vergleichbar.

Allerdings ist die Wirkdauer dieses und anderer Medikamente der Stufen I und III oft nicht ausreichend, um eine schmerzfreie Nachtruhe und/bzw. eine für alte Patienten wichtige Reduktion der Tablettenzahl zu erreichen, falls keine Retardpräparate zur Verfügung stehen. Eine Ausnahme ist das Diflunisal mit einer Wirkdauer von 6 bis 8h.

Um zukünftig validierte Empfehlungen geben zu können, die für die hausärztliche Betreuung onkologischer Patienten hilfreich wären, bedarf es dringend systematischer Feldstudien. Diese sind nicht nur wichtig für die Therapie leichter Schmerzen. Denn Nichtopioide sind auch in der Stufe III wichtig, da ein hoher Morphinbedarf durch gleichzeitige Gabe dieser Substanzen gesenkt werden kann [30].

Grenzen der oralen Morphintherapie

Auch wenn die Mehrzahl der Patienten hohe Morphindosen tolerieren, steigt insgesamt die Rate der Therapieversager bis 30 % an, sobald Tagesdosen von 600 mg überschritten werden [20]. Die verträgliche

Dosis kann bei älteren Patienten deutlich niedriger liegen. Neben der Dosis ist die Art des Tumorschmerzes ein wichtiger Prädiktor für eine relative Opiatresistenz. In einer skandinavischen Studie zur Effektivität der onkologischen Schmerztherapie, die überwiegend auf oralem Morphin basierte, war der Prozentsatz von schmerzfreien Patienten bei belastungsabhängigen Schmerzen am niedrigsten [3]. 22 % aller Patienten wiesen noch stärkere Bewegungs- und 16 % auch erhebliche Ruheschmerzen auf. Nur 8 % der Patienten mit Knochenmetastasen waren unter Belastung schmerzfrei. Nach anderen Untersuchungen reagieren auch Patienten mit neuropathischen Schmerzen oftmals schlechter auf Morphin [13, 26]. Allerdings unterscheiden sich die Responder unter diesen Patienten hinsichtlich der Analgesie, Dosis und Verträglichkeit nicht von denen mit anderen Schmerzformen, so daß primär ein oraler Therapieversuch mit Morphin, evtl. in Kombination mit Antidepressiva oder -konvulsiva indiziert ist.

Dennoch zeigen die oben genannten Zahlen, daß die bisherigen Strategien bei einer gar nicht so kleinen Gruppe von Tumorpatienten verbesserungswürdig sind. Die Notwendigkeit, eine orale Morphinbehandlung abzubrechen, ergibt sich am häufigsten

1) bei Schluck-oder Passagestörung, also vorwiegend bei Ösophagus- oder Gesichts- sowie stenosierenden Darmkarzinomen;
2) bei Patienten mit therapie- oder tumorbedingten Begleitsymptomen wie Ileus oder andauerndem Erbrechen;
3) bei meist dosisabhängigen, nicht mehr tolerablen Nebenwirkungen sowie;
4) bei unzureichender Analgesie unter der eben noch verträglichen Dosis.

Für jede dieser Konstellation sind differenzierte Strategien erforderlich, wobei sich das konkrete Vorgehen an der einleitend genannten Abwägung von Nutzeffekt und Risiko orientieren sollte.

Vorgehen bei Schluck- oder Passagestörungen

Schluck und Passagestörungen erfordern dank neuer Entwicklungen nur noch in Einzelfällen eine invasive, z.B. eine epidurale Analgesie. In manchen Fällen kann das sublingual resorbierte Buprenorphin verwendet werden. Einen Forschritt läßt die zukünftig mögliche transdermale Fentanylapplikation erwarten [32]. Langwirksame Morphingranulate, die durch Sonden in gelöster Form infundiert werden können, sind bereits in der klinischen Prüfung. Im übrigen lassen sich nach eigenen Erfahrungen auch Morphinretardtabletten ohne Wirkungsverlust im Mörser zerkleinern. Fortgeschrittene und einer Bestrahlung nicht mehr zugängliche Gesichtskarzinome reagieren teilweise sehr günstig auf eine palliative ambulante Chemotherapie, die über eine Tumorreduzierung den Analgetikaverbrauch reduzieren hilft [14].

Schmerztherapie bei tumorbedingtem Subileus oder Erbrechen

Eine andere Situation besteht bei Patienten mit Subileus, vorbestehender Übelkeit und zentralen Störungen, die selbst niedrig dosierte systemische Morphingaben nicht tolerieren. Medikamente wie Ondansetron haben hier anders als bei zytostatikainduziertem Erbrechen nicht den erhofften Durchbruch erbracht. In Einzelfällen wird transdermales Fentanyl besser vertragen. Übelkeit und Erbrechen können auch durch eine gleichzeitige Hormon- oder Zytostatikatherapie unterhalten werden. In diesen Fällen sollte eine Unterbrechung dieser Therapie mit dem zuständigen Onkologen erwogen werden, falls der kurative Effekt ohnehin fraglich ist. Bei stenosierenden Karzinomen und bei einer Tendenz zum paralytischen Ileus ist die epidurale Schmerztherapie mit Opioiden in Kombinationen mit Lokalanästhetika Mittel der ersten Wahl [3, 26].

Ursachen einer Opioidresistenz

Die schwierigsten therapeutischen Probleme entstehen bei den Patienten mit einer Opioidresistenz, also Schmerzen, die nicht auf Opioide ausreichend ansprechen oder erst bei einer Dosis, unter der trotz üblicher Gegenmaßnahmen nicht mehr tolerable Nebenwirkungen auftreten [13, 19]. In schweren Fällen kann auch die rückenmarknahe Opioidapplikation unwirksam werden. Hierbei handelt es sich zumeist, wie bereits dargestellt, um belastungsabhängige Durchbruchsschmerzen oder um schmerzhafte Neuropathien, z.B. als Folge von Plexusinfiltrationen (Abb. 4). In den meisten Fällen tritt die Resistenz erst nach längerer, erfolgreicher Therapie, bisweilen jedoch auch sehr rasch auf. Wahrscheinlich gibt es unterschiedliche Ursachen für diese insgesamt seltene Entwicklung (Tabelle 3). Die verminderte Toleranz gegenüber Nebenwirkungen, die bisweilen psychologisch erklärt wird, rührt nach eigenen

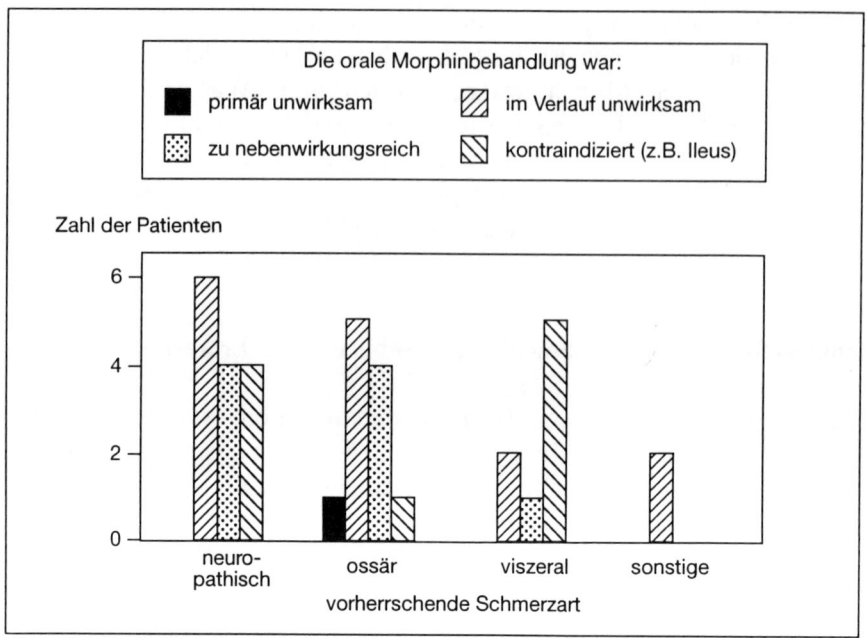

Abb. 4. Anzahl der Patienten von 316 untersuchten onkologischen Patienten der Kieler Schmerzambulanz, die primär oder nach oraler Morphintherapie eine Epiduralanalgesie benötigten (Nach [26])

Tabelle 3. Mögliche Ursachen einer Opioidresistenz (Mod. nach [19])

Patientenbedingte Faktoren	Prädisposition für Nebenwirkungen
	psychologische Ursachen
	frühere Opiaterfahrung
	Abususanamnese, Psychopharmaka
	genetische Faktoren
	chronische Schmerzanamnese
Schmerzbedingte Gründe	Schmerzcharakteristik
	Tumorart, Vorbehandlung (Radiatio?)
	Befall neuraler Struktur
Medikamentenbedingte Gründe	veränderte Pharmakokinetik
	Änderung der Metabolisierung

Erfahrungen nicht selten aus einer meist ärztlich verschuldeten Polymedikation mit Psychopharmaka her. Unklar ist die Bedeutung pharmakologischer Ursachen, worunter (genetische?) Veränderungen des Morphinmetabolismus sowie Resistenz gegenüber bestimmten Opioiden verstanden werden, weshalb im Einzelfall auch der Wechsel zu einem anderen Opioid hilfreich sein kann [8, 13, 19]. Nach der Auswertung im

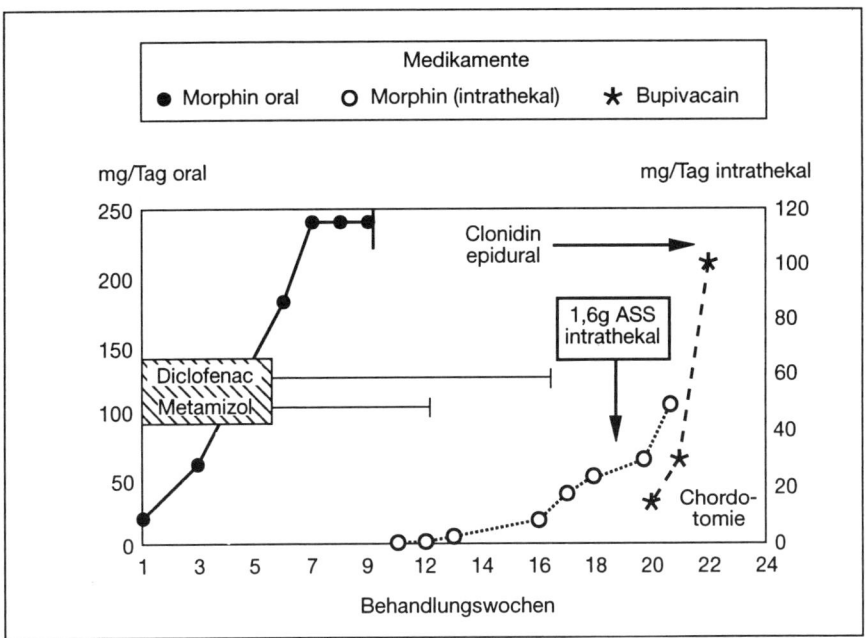

Abb. 5. Anstieg der oralen (durchgezogene Linie; linke Abszisse) und intrathekalen (gepunktete Linie; rechte Abszisse) Morphindosis sowie der intrathekale Tagesdosis von Bupivacain bei einer 56jährigen Patientin mit intrathekal metastasiertem malignem Melanom. Weder orale noch intrathekale (Clonidin, ASS) Koanalgetika waren wirksam. Nach der Chordotomie konnten die intrathekalen Medikamente abgesetzt werden

eigenen Patientengut scheint aber die Tumorart, bzw. speziell der Befall neuraler Strukturen (Abb. 4), vorbestehende Läsionen des ZNS sowie Begleitinfektionen die häufigsten Ursachen einer relativen oder absoluten Opioidresistenz zu sein bzw. zu einer erheblichen Dosissteigerung zu zwingen (vgl. Fallbericht in Abb. 5). In anderen Fällen fanden wir bei der Sektion entzündliche Infiltrationen der Nervenwurzeln sowie pathologische Duraveränderungen nach früherer Bestrahlung. Die radikulären Schmerzen waren weder durch orale noch epidural applizierte Medikamente zu beherrschen.

Therapiestrategien bei Opioidresistenz

Die Therapiestrategie bei opioidresistenten ossären (Belastungs)schmerzen zielt auf eine Tumorregression, auf die Hemmung der lokalen Freisetzung von Prostaglandinen und der Aktivität der Osteoklasten. Medikamentös können Kalzitonin, Clodronate und lokal appliziertes

Interferon eingesetzt werden. Der analgetische Langzeiteffekt dieser Medikamente wird jedoch nicht einheitlich beurteilt [6, 7, 17]. Neben stabilisierenden orthopädischen Interventionen ist die palliative Bestrahlung die wichtigste Maßnahme [22]. Ist sie nicht mehr möglich, sollte auch der Einsatz radioaktiver Isotope erwogen werden [15].

Wenn bei neuropathischen Schmerzen trotz Gabe von Koanalgetika wie Antidepressiva, Antikonvulsiva, Steroiden und zukünftig vielleicht auch selektiven Serotonin-uptake-Hemmern keine Besserung auftritt, sind Verfahren der rückenmarknahen Analgesie sowie in bestimmten Fällen perkutane Neurolysen des Sympathikus indiziert [12, 13]. Als Ultima ratio bleibt die intravenöse Ketamininfusion und in geeigneten Fällen neurochirurgische Eingriffe, z.B. eine Chordotomie (Abb. 5).

Zirka 90 % der Patienten mit vorheriger systemischer Opioidresistenz können jedoch durch vergleichsweise niedrig dosierte Opioide, die z.T. in Kombination mit Bupivacain und/oder Clonidin gelindert werden, die in einen Epiduralkatheter, der in Höhe der am meisten von Schmerzen betroffenen Segmente appliziert wird, oder in einen Intrathekalkatheter injiziert werden [5, 24–26, 28]. Sowohl viszerale wie auch neuropathische Schmerzformen sind mit diesen Verfahren in der Mehrzahl ausreichend zu behandeln. Sofern möglich, bevorzugen wir die epidurale Anlage ohne Port oder implantierte Pumpsysteme, da bei intrathekaler Anwendung das Risiko schwerer Komplikationen größer zu sein scheint, wie an anderer Stelle begründet wurde [26]. Intrazerebrale Opioidapplikationen sind bei Tumorpatienten u.E. kaum indiziert.

Es existieren einige Beobachtungen über Medikamente, die epidural oder intrathekal appliziert, eine langfristige Schmerzlinderung trotz einer Opioidresistenz erzielt haben sollen. Hierzu zählen u.a. Labetalol, Kalzitonin, Somatostatin und ASS. Kontrollierte Untersuchungen, die bei der Seltenheit des Phänomens nur multizentrisch erfolgen könnten, liegen, soweit ersichtlich nicht vor. Eigene Erfahrungen waren bislang zumeist enttäuschend (Abb. 5). Wahrscheinlich wird ein substanzieller Fortschritt nur durch Medikamente zu erzielen sein, die die neurogene Entzündungsreaktion oder direkt die Tumorprogression hemmen.

Neurodestruktive Verfahren und Sympathikusneurolysen

Die Erfolge der oralen Morphintherapie erfordern auch eine Neubewertung von Neurolysen wie die intrathekale sakrale Alkoholinjektion bei therapieresistentem Perianalschmerz oder die Neurolyse des Plexus coeliacus [12]. In jüngster Zeit wird der längerfristige Nutzen beider Verfahren eher kritisch bewertet [16, 18, 23, 31]. Bei der perkutanen Zöliakus-neurolyse, die besonders bei viszeralen Oberbauchschmerzen (Pankreas- und Magenkarzinom, Leberkapselschmerzen) wirksam sein kann, stand in der Vergangenheit die Diskussion über die optimalen Zugangswege im Vordergrund der wissenschaftlichen Kontroverse, während die Wirksamkeit und Effektivität dieser Therapie kaum in Frage gestellt wurden. In einer Metaanalyse wurde 1989 nachgewiesen, daß die bisherigen Daten zur Effektivität aufgrund mangelhafter Informationen zur Vortherapie und zum Langzeiteffekt keine validen Aussagen erlauben [23]. Bei einem prospektiven Vergleich war auch lediglich eine Reduktion der Begleitsymptome im Vergleich zur ausschließlichen Analgetikagabe nachweisbar [18]. Schwerwiegende neurologische Komplikationen wie Querschnittslähmungen (Literatur in [23]) oder persistierende Diarrhoen [4] sind nach Zöliakusneurolysen beschrieben. Die eigenen Erfahrungen bestätigten, daß nur ein relativ geringer Anteil der Patienten langfristig von einer Neurolyse profitiert, obwohl in Einzelfällen ein positiver Effekt über Monate nachweisbar war. Zwar konnten z.B. über 50 % der Patienten zunächst stark wirksame Opioide absetzen, nach 14 Tagen benötigten jedoch über die Hälfte der Patienten erneut Morphin oder sogar eine Epiduralanalgesie (Tabelle 4). Bei diesen Tumorformen mit meist erheblicher Progression der Tumorausdehnung bzw. -metastasierung werden auch Nervenstrukturen involviert, die durch eine ausschließlich viszerale Schmerzausschaltung, wie sie ein Zöliakusblock erreicht, nicht mehr beeinflußt werden. In diesen Fällen verschwindet zwar der Oberbauchschmerz, nach kurzer Zeit treten jedoch neue, meist

Tabelle 4. Vortherapie und kurz- wie langfristige Therapiestufen bei 25 Patienten mit Pankreas- oder Magenkarzinom nach einer dorsalen Bildwandler-gesteuerten Zöliakus-neurolyse (Patienten der Kieler Schmerzambulanz)

Therapiestufe	Vor Neurolyse (n)	[%]	1.–7. Tag (n)	[%]	Langfristig (n)	[%]
Invasiv (iv/sc/epidural)	9	36	1	4	6	24
Morphin oral	8	32	10	40	14	56
Opioide (Stufe 2)	5	20	1	4	1	4
Nonopioide	2	8	5	20	3	12
Ohne Analgetika	0		8	32	1	4
Unbekannt	1	4				

radikuläre Schmerzen auf. Daher sind in therapieresistenten Fällen die Resultate der epiduralen Opioidapplikation deutlich besser, weil dadurch alle Schmerzformen erfaßt werden. In Übereinstimmung mit anderen Arbeitsgruppen [31] führen wir daher nur dann noch eine Neurolyse durch, wenn

1) die Oberbauchschmerzen ausschließlich über viszeralen Afferenzen vermittelt werden
2) keine rasche Tumorprogression zu erwarten ist und
3) im Gegensatz zu früheren Empfehlungen eine orale Opioidtherapie zumindest in mittlerer Dosierung erfolglos versucht wurde.

In den anderen Fällen eines Versagen der oralen Therapie halten wir die Epiduralanalgesie für das sinnvollere Verfahren.

Schlußfolgerungen

So wichtig zukünftig eine intensive Forschung auf dem Gebiet der invasiven Verfahren für die Versorgung der zahlenmäßig relativ kleinen Gruppe von *Problempatienten* sein wird, sei abschließend dennoch betont, daß die Hauptaufgabe zunächst auf einem anderen Gebiet liegt. Denn solange die Vortherapie nur bei ca. 90 % der Patienten, die wegen angeblicher Therapieresistenz den Schmerzzentren überwiesen werden, den heutigen Standardregeln einer oralen Therapie entspricht (wie ausreichend dosierte Medikamente, frühzeitiger Einsatz von stark wirksamen Opioiden, Schmerzprophylaxe durch ausreichend kurze Dosierungsintervalle, sinnvoller Einsatz von Koanalgetika sowie frühzeitige Prophylaxe von Nebenwirkungen), so lange bleibt die Weiterbildung auf diesem Gebiet auch zukünftig das wichtigste Anliegen [10].

Literatur

1. Banning A, Sjögren P, Henriksen H (1991) Treatment outcome in a multidisciplinary cancer pain clinic. Pain 47: 129–134
2. Buckley MMT, Brogden RN (1990) Ketorolac. A review of its pharmacodynamic and pharmacokinetic properties, and therapeutical potential. Drug 39: 86–109
3. Campbell C (1989) Epidural opioids – the preferate route of administration. Anaesth Analg 68: 710–711
4. Dean AP, Reed WD (1991) Diarrhoe – an unrecognised hazard of coeliac plexus block. Aust NZ J Med 21: 47–48

5. Du Pen Sl, Kharash ED, Williams A, Peterson DG, Slone DC, Hasche-Klunder H, Krems HW (1992) Chronic epidural bupivacaine – opioid infusion in intractable cancer pain. Pain 49: 293–300
6. Elomaa I, Kylmala T, Tammela T, Viitanen J, Ottelin J, Ruutu M, Jauhiainen K, Ala Opas M, Roos L, Seppanen J et al. (1992) Effect of oral clodronate on bone pain. A controlled study in patients with metastatic prostatic cancer. Int Urol Nephrol 24: 159–66
7. Ernst DS, MacDonald RN, Paterson AH, Jensen J, Brasher P, Pruera ETI (1992) A double-blind, crossover trial of intravenous clodronate in metastatic bone pain. J Pain Sympt Manag 7: 4–11
8. Galer BS, Coyle N, Pasternak GW, Portenoy RK (1992) Individual varibility in the response to different opioids: Report of five cases. Pain 49: 87–91
9. Greenwald RA (1992) Ketorolac: An innovative non-steroidal analgesic. Drugs Today 28: 41–61
10. Grond S, Zech D, Dahlmann H, Schug SA, Stobbe B, Lehmann KA (1990) Überweisungsgrund: Therapieresistente Tumorschmerzen. Analyse der Schmerzmechanismen in der medikamentösen Vorbehandlung. Schmerz 4: 193–200.
11. Grond S, Zech D, Horrichs–Haermeyer G, Lehmann KA (1990) Schmerztherapie in der Finalphase maligner Erkrankungen. Schmerz 4: 22–28
12. Hankemeier U (1989) Chemische Neurolysen. In: Hankemeier U, Bowdler I, Zech D (Hrsg) Tumorschmerztherapie. Springer Berlin, Heidelberg New York Tokyo, S 62–75
13. Hanks GW, Justins DM (1992) Cancer pain management. Lancet 339: 1031–1036
14. Hoffmeister B, Maier C (1990) Behandlungskonzept tumorbedingter Schmerzen im Kiefer–Gesichtsbereich. Dtsch Zahnärztl Z 45: 47–48
15. Lewington VJ, McEwan AJ, Ackery DM, Bayly RJ, Keeling DH, Macleod PM, Porter AT, Zivanovic MA (1991) A prospective randomised double-blind crossover study to examine the efficacy of strontium-89 in pain palliation in patients with advanced prostate cancer metastatic to bone. Eur J Cancer 27: 954–958
16. Lynch J, Zech D, Grond F (1992) The role of intrathecal neurolysis in the treatment of cancer-related perianal and perineal pan. Palliativ Med 6: 140–145
17. Maier C (1990) Das Medikament: Calcitonin. Schmerz 4: 47–53
18. Mercadante S (1993) Celiac plexus block in pancreatic cancer pain. Pain 52: 187–197
19. Portenoy RK, Coyle N (1990) Controverses in the long-term management of analgesic therapy in patients with advanced cancer. J Pain Manag 5: 307–319
20. Radbruch L, Grond F, Zech D, Lehmann KA (1993) High dose oral morphin in cancer pain management. Unveröffentlichte Daten (ESRA) Abstract 1993
21. Schug SA, Zech D, Dörr U (1990) Cancer pain management according to WHO Analgesic Guide Lines. J Pain Sympt Manag 5: 27–32
22. Schüle–Hein K (1989) Palliative Strahlenbehandlung. In: Hankemeier U, Bowdler I, Zech D (Hrsg) Tumorschmerztherapie. Springer Berlin Heidelberg New York Tokyo, S 102–123
23. Sharfman WH, Walsh TD (1990) Has the analgesic efficacy of neurolytic celica plexus block being demonstrated in pancreatic cancer pain? Pain 41: 267–271
24. Sjöberg M, Appelgreen L, Einarsson S, Hultmann E, Lindner LE, Nitescu P, Corolaro E (1991) Long-term intrathecal morphine and bupivacaine in "refractory" cancer pain. I. Results from the first series of 52 patients. Acta Anaesthesiol Scand 35: 30–43

25. Soll AH (1991) ULCA Conference: Non steroidal anti-inflamatory drugs and peptic ulcer desease. Ann Intern Med 114: 307–319
26. Stamer U, Maier C (1992) Ambulante Epiduralanalgesie bei Tumorpatienten – Ein überholtes Verfahren? Anästhesist 41: 288–296
27. Twycross R, Zenz M (1983) Die Anwendung von oralem Morphin bei inkurablen Schmerzen. Anästhesist 32: 279–283
28. Vainino A, Tiegerstedt I (1988) Opioid treatment for radiating cancer pain: Oral administration VS. epidural techniques. Acta Anaesthesiol Scand 32: 179–185
29. Ventafridda DD, Tamborini M, Caraceni A, De Conno F, Naldi F (1987) A validation study of the WHO guidelines of cancer pain relief. Cancer 59: 850–856
30. Weltgesundheitsorganisation (1988) Therapie tumorbedingter Schmerzen. AV-Kommunikation Medizin, München
31. Wolter W, Zech D, Grond S, Cross-Fengels W, Lehmann KA (1991) Medikamentöse Schmerztherapie und CT-gesteuerte Alkoholneurolyse des Plexus Coeliacus beim Pankreaskarzinom. Eur J Pain 12: 39–48
32. Zech D, Grond, S, Lynch J, Dauer HG, Stollenberg B, Lehmann KA (1992) Transdermal Fentanyl and initial dose-finding with patients controlled analgesia in cancer pain. A plot study with 20 terminally ill cancer patients. Pain 50: 293–301
33. Zeidler H (1992) Epidemiology and economics of NSAID-induced gastropathy. Scand J Rheumatol [Suppl] 92: 3–8
34. Zenz M, Strumpf M, Tryba M, Röhrs E, Steffmann B (1989) Retardiertes Morphin zur Langzeittherapie schwerer Tumorschmerzen. Dsch Med Wochenschr 114: 43–47

Welche Erleichterungen bringt die neue BtMVV?

B. Sandgathe

Der Einsatz von Opioiden hat Tradition, legal und illegal. Der medizinisch indizierte Einsatz von Morphin als klassischer Vertreter der Opiate wurde aber erst seit 1804 bzw. 1842 möglich. Einmal durch die Entdeckung des Morphins als Hauptalkaloid des Opiums durch den Einbecker Apotheker Sertürner. Zum anderen durch die Erfindung der Injektionsspritze durch den englischen Arzt Wood. Es folgte eine 125 Jahre dauernde Phase nicht adäquater Anwendung der Opiate, die über Suchtentwicklung zwangsweise zum Morphinmythos geführt hat.

Letztlich hat die moderne Hospizbewegung und insbesondere das 1967 eröffnete St. Christopher Hospice in London, den wissenschaftlich korrekten Einsatz der Opioide in die Wege geleitet. In Deutschland ist erst seit Anfang der 80er Jahre ein Umdenken in der Schmerztherapie mit Opioiden zu erkennen.

Dank einiger Schmerztherapeuten und der Palliativmediziner sind wir seit Anfang der 90er Jahre soweit, daß sich ein Silberstreifen am Horizont abzeichnet.

Im Umgang mit Opioiden sorgen Ängste von Seiten der Ärzte, des Krankenpflegepersonals, der Patienten und ihrer Angehörigen, aber auch eine unzureichende Ausbildung der Medizinstudenten in der Schmerztherapie für den zurückhaltenden Einsatz dieser Substanzen. Eine wesentliche Rolle spielt in Deutschland die früher wirklich komplizierte und heute nur noch scheinbar komplizierte Betäubungsmittelverschreibungsverordnung – kurz BtMVV.

Bevor ich auf die am 01.02.1993 in Kraft getretene 4. Novellierung der BtMVV eingehe, möchte ich darstellen, warum wir Ärzte lernen müssen, Betäubungsmittel zu verschreiben.

In einer Publikation aus dem Jahre 1990 hat Herr Twycross – einer der renommiertesten Schmerztherapeuten für Tumorpatienten – konstatiert, daß weltweit ca. 4,5 Mio. Menschen an den Folgen ihrer Tumorerkrankung sterben. Schmerzen geben 70 % dieser Patienten als Hauptsymptom im letzten Jahr ihrer Erkrankung an. Dabei stellt Herr

Twycross heraus, daß selbst in den Industriestaaten, in denen Morphin verschreibbar ist, 50–80% der Patienten keine adäquate Schmerztherapie erhalten. Zu diesen Ländern gehört auch Deutschland. Erschwerend kommt hinzu, daß bei uns nur 15 % der niedergelassenen Ärzte BtM-Rezepte verwenden.

Folgende Argumente werden von den verunsicherten Ärzten für diese zurückhaltende Verschreibung von Betäubungsmitteln immer wieder genannt:

– bürokratische Hürden,
– kurze Verordnungszeiträume,
– niedrig determinierte Höchstmengen,
– unnötige Verordnungszusätze und
– der Opiatmythos, der u.a. Suchterzeugung
  und Atemdepression suggeriert.

Erklärtes Ziel der neuen BtMVV ist es, diese Hürden abzubauen.

Wir müssen uns fragen: Ist diese Novellierung geeignet, die nicht gerechtfertigte Zurückhaltung in der Verschreibung von BtM bei Ärzten zu ändern? Auch wenn die meisten Schmerztherapeuten eine großzügigere gesetzliche Liberalisierung der Betäubungsmittel begrüßt hätten, glaube ich an eine echte Chance, unsere chronischen Schmerzpatienten flächendeckend zu versorgen.

Ich kann meinen Optimismus auch begründen: Zu Beginn unserer Tumorschmerztherapie in Bonn im Jahre 1984 war es schwierig, niedergelassene Kollegen von der Notwendigkeit einer Schmerztherapie mit Morphin zu überzeugen. Häufig, ja in der Regel mußten wir die BtM-Rezepte auch für ambulante Patienten weiter ausfüllen. Heute ist es, v.a. seit Eröffnung der Palliativstation, nur noch selten der Fall.

Das Schlechte der am 01.02.1993 in Kraft getretenen neuen BtMVV ist, daß die BtM-Rezepte geblieben sind. Die Rezepte bleiben in ihrer Form unverändert und müssen weiterhin von der Bundesopiumstelle angefordert werden. Bei der ersten Anforderung ist die Berufsberechtigung des Anfordernden nachzuweisen. Dabei ist wichtig, daß alle Personen, die zur Ausübung des ärztlichen Berufs berechtigt sind, Betäubungsmittel im Rahmen der ärztlichen Behandlung verschreiben dürfen.

Es gibt eine Reihe von Verbesserungen, auf die ich noch eingehen werde.

Zunächst möchte ich auf folgende 8 Punkte zu sprechen kommen, die ein BtM-Rezept für die ambulante Verschreibung enthalten muß:

1) Name, Vorname, Geburtsdatum und vollständige Anschrift des Patienten, Krankenkassen und Versicherungsstatus.

2) Ausstellungsdatum.
3) Arzneimittelbezeichnung, Stückzahl (in Worten wiederholt), Darreichungsform und Gewichtsmenge des enthaltenden Betäubungsmittels; je Darreichungsform in g oder mg.
4) Gebrauchsanweisung mit Einzel- oder Tagesangabe. Wird dem Patienten für das BtM eine Gebrauchsanweisung gesondert ausgehändigt, so ist der Vermerk „gemäß schriftl. Anweisung" anzubringen.
   Die Punkte 3 und 4 sind vom Arzt handschriftlich zu vollziehen.
5) Name, Berufsbezeichnung, vollständige Anschrift und Telefonnummer des Arztes.
6) Unterschrift des Arztes oder evtl. der Zusatz *in Vertretung*.
7) Gegebenenfalls der Vermerk *Praxisbedarf* anstelle der Punkte 1 und 4.

In Gemeinschaftspraxen ist der verordnende Arzt zu kennzeichnen. Die Durchschläge sind ebenfalls mit Stempel zu versehen. Der Punkt 6 ist vom Arzt handschriftlich zu vollziehen. Alle anderen Punkte können vom Arzt oder Personal handschriftlich oder maschinell eingetragen werden.

Diejenigen Kollegen, die bereits BtM-Rezepte verschrieben haben, werden es als Erleichterung empfinden, daß die früher notwendigen Angaben „Menge ärztlich begründet" und „Bedarf für × Tage" entfallen sind.

Diese Verschreibung hört sich vielleicht kompliziert an, ist aber in praxi dann einfach, wenn man sich im Rahmen der Schmerztherapie auf 2 oder 3 BtM-pflichtige Substanzen beschränkt.

Erweiterung von Verordnungsmenge und Verordnungszeitraum

Bei der Therapie chronischer Schmerzen werden auf unserer Station häufig Morphin, seltener Buprenorphin und Temgesic eingesetzt. Neben anderen wurden auch für diese Medikamente die zulässige Höchstmenge pro Tag erhöht und der Verordnungszeitraum von früher 7 Tagen auf nun 30 Tage verlängert (Tabelle 1).

Die Höchstmenge für Morphin beträgt in allen Darreichungsformen pro Patient und Anwendungstag 2 000 mg. Dabei ist zu berücksichtigen, daß die Höchstmenge für Morphin für den Verordnungszeitraum von bis zu 30 Tagen pro Patient 20 000 mg beträgt. Ein Patient, der 2 000 mg pro Tag benötigt, kann zunächst eine Verschreibung für 10 Tage erhalten,

Tabelle 1. Zulässige Höchstmengen der Btm

Betäubungsmittel	Pro Tag [mg]	In 30 Tagen [mg]
Buprenorphin	15	150
Fentanyl	12	120
(Membranpflaster)		
Morphin	2 000	20 000

denn die Höchstverschreibungsmenge je Anwendungstag ist auf ein Zehntel der festgesetzten Höchstmenge begrenzt.

Die Aufnahme von Fentanyl (mit der Tageshöchstmenge von 12 mg) ermöglicht demnächst das Verschreiben eines transdermalen, therapeutischen Systems. Dies ist ein Membranpflaster, vergleichbar mit denjenigen für Nitro- oder Hormonpräparate.

Außerdem ist die ambulante peridurale Infusionsbehandlung mit Fentanyl möglich.

Ausnahmeregelungen

Ausnahmeregelungen ermöglichen in begründeten Einzelfällen, den gesetzlich vorgeschriebenen Verordnungsrahmen zu überschreiten: Der Arzt darf danach für einen Patienten, der in seiner Dauerbehandlung steht

- mehr als ein Betäubungsmittel verschiedener Wirksubstanzen verschreiben,
- die festgelegten Höchstmengen überschreiten und
- den gesetzlich begrenzten Verschreibungszeitraum verlängern.

In einem solchen Fall muß das Rezept mit einem großen eingekreisten A handschriftlich oder maschinell vom Arzt oder Personal versehen werden. Eine derartige Verschreibung ist der zuständigen Landesbehörde innerhalb von 3 Tagen schriftlich anzuzeigen. (Für Nordrhein-Westfalen ist dies der Minister für Arbeit, Gesundheit und Soziales in Düsseldorf.)

Die Abgabe von Betäubungsmitteln durch den Apotheker

Mut möchte ich denjenigen Kollegen machen, die sich bisher aus forensischen Gründen gescheut haben, BtM-Rezepte zu verschreiben. Apotheker dürfen nach der neuen BtMVV BTM-Rezepte nach Rücksprache mit dem verschreibenden Arzt ändern, sobald diese erkennbare Irrtümer enthalten, wenn Verordnungen unleserlich oder ungenügend sind und Angaben zum Arzneimittel oder Patient nicht richtig vermerkt sind.

Sollte eine Rücksprache nicht möglich sein, darf im Interesse einer medizinischen Versorgung ein fehlerhaftes Rezept zunächst ganz oder teilweise beliefert werden. Nachfolgend 3 Rezeptbeispiele aus der Praxis (Abb. 1a–c):

a) eine normale Morphinverschreibung mit einem Bedarf für 28 Tage,
b) ein Rezept, welches durch Überschreitung der Höchstmenge unter die Ausnahmeregelung fällt,
c) die Verordnung von Morphinlösung.

Alle Rezepte sind vollständig ausgefüllt; sie enthalten im Kopf:

– die Krankenversicherung des Patienten,
– die persönlichen Daten (Name, Vorname, Geburtsdatum, Adresse),
– und das Ausstellungsdatum,
handschriftlich oder maschinell ausgefüllt.

Die eigentliche Verordnung erfolgt nun handschriftlich durch den Arzt; in diesem Fall wurde ein Bedarf für 28 Tage rezeptiert. Zunächst die Arzneimittelbezeichnung – z.B. MST 30 Mundipharma; es folgt die Angabe der Stückzahl, in Klammern in Worten wiederholt (hier 112), weiterhin die Darreichungsform mit der jeweiligen g oder mg Angabe; hier Retardtabletten à 30 mg. Nachfolgend die Dosierungsanleitung oder der Vermerk „gemäß schriftlicher Anweisung", falls dem Patienten eine Gebrauchsanweisung ausgehändigt wurde.

Nun Name, Berufsbezeichnung, vollständige Anschrift und Telefonnummer des Arztes; die Unterschrift und evtl. der Zusatz *in Vertretung*.

Das folgende Rezept dokumentiert eine Ausnahmeregelung. Sie sehen die Kombination zweier Präparate gleicher Wirksubstanz (Morphin), gleicher Darreichungsform (Retardtabletten) und unterschiedlicher Gewichtsmenge (60 mg and 100 mg). Die Höchstmenge von 20 000 mg in 30 Tagen wird hier überschritten, demzufolge erscheint ein großes eingekreistes A handschriftlich oder maschinell. Eine schriftliche Meldung an die zuständige Landesbehörde erfolgt innerhalb von 3 Tagen.

Das letzte Beispiel zeigt die Verordnung von Morphinlösung: Morphinum hydrochloricum, z.B. 3600 mg; Aqua dest. ad 360 ml, so daß in 1 ml Lösung 10 mg Morphin enthalten sind.

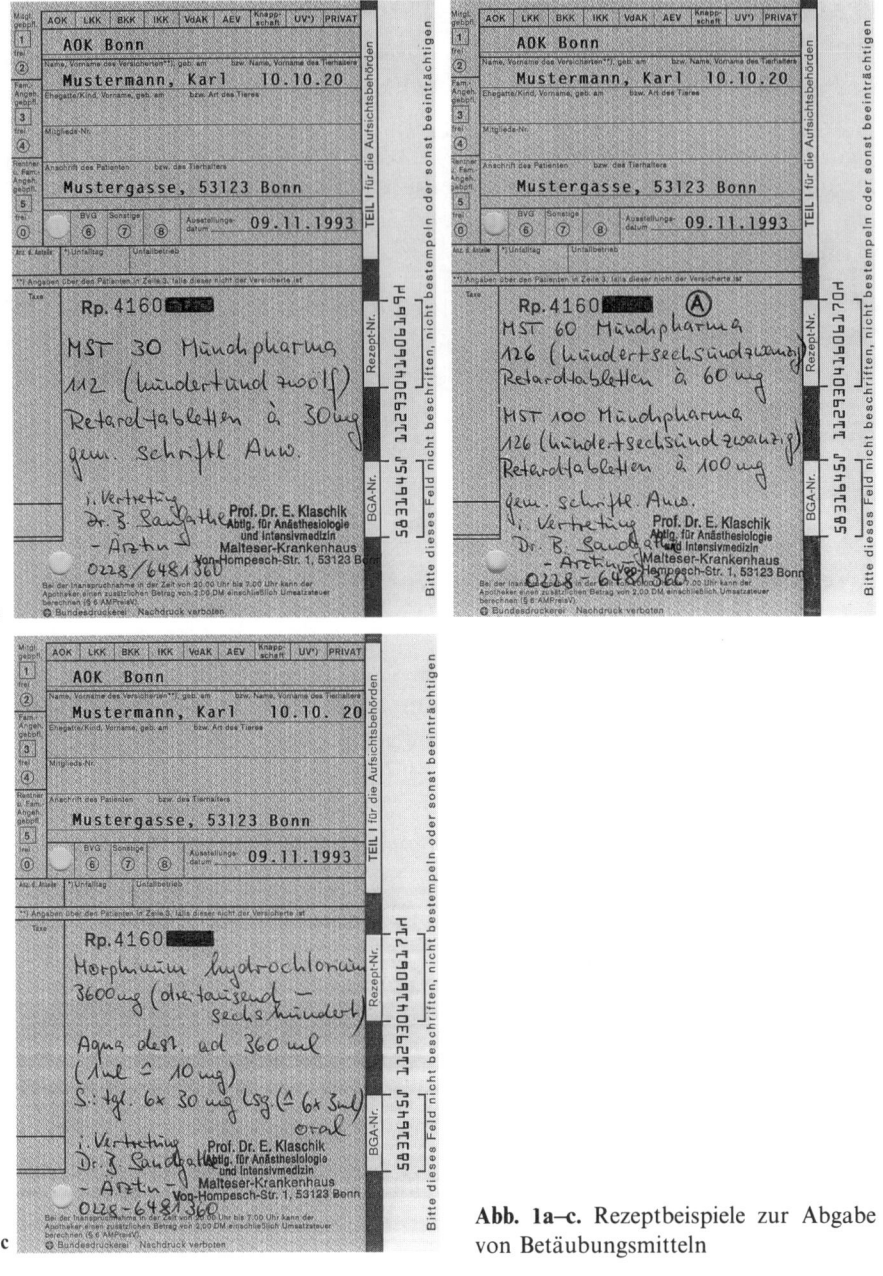

Abb. 1a–c. Rezeptbeispiele zur Abgabe von Betäubungsmitteln

Für uns gibt es 3 Gründe, dieses Rezept vorzustellen:
- Morphinlösung ist eine günstige Darreichungsform für Patienten mit enteraler Ernährungssonde oder mit Schluckstörungen bei z.B. oropharyngealen Tumoren.
- Morphinlösung eignet sich als rasch wirksame Substanz zur Durchbrechung plötzlich auftretender starker Schmerzen.
- Im Umrechnungsverhältnis 1:1 der Tagesdosis eignet sich die Morphinlösung zur Dosisfindung für MST-Retardtabletten.

Es wäre wünschenswert, wenn in Deutschland wie auch in anderen Ländern der Fall, eine fertige Morphinlösung auf dem Markt erhältlich wäre.

Verschreibung für den Praxisbedarf

Der Arzt kann für seinen Praxisbedarf Betäubungsmittel bis zu der Menge seines Zweiwochenbedarfs verschreiben, mindestens jedoch die kleinste Packungseinheit. Die gesamte Vorratshaltung muß auf einen Monatsbedarf beschränkt bleiben, damit sich in Arztpraxen nicht größere Bestände ansammeln, die Ziel krimineller Aktivitäten werden könnten.

Verschreibung für den Stationsbedarf

In der Klinik wird in den nächsten 2 Jahren eine neue Form der Verschreibung von Betäubungsmitteln eingeführt. Wir werden anstelle einzelner Rezeptformulare über neue BtM-Anforderungsscheine für die Rezeptierung von Betäubungsmitteln verfügen. Bis zum Erscheinen dieses amtlichen Formblatts behalten die BtM-Rezepte ihre Gültigkeit.

Rettungsdienst

Einen großen Fortschritt sehe ich darin, daß Einrichtungen des Rettungsdienstes jetzt erstmals die Möglichkeit haben, ihre Notarzt- und Rettungswagen mit Betäubungsmitteln auszustatten.

Strafrechtliche Situation

Abschließend komme ich zu der Liberalisierung der Strafbestimmungen. Die neue BtMVV verändert auch die Rechtslage, in der der behandelnde Arzt sich befindet. Bislang mußte er bei geringsten Verstößen mit juristischen Folgen rechnen. Auch hier sieht die neue BtMVV eine deutliche Lockerung vor: Erst der Nachweis von Leichtfertigkeit, in dem Sinne, daß ein besonders starker Grad von Fahrlässigkeit im Umgang mit BtM-Präparaten vorgelegen hat, führt zu einer strafrechtlichen Verfolgung.

Jeder Patient hat den Anspruch auf eine adäquate Schmerztherapie. Wir haben heute die Möglichkeit, die Therapie patientenorientiert und individuell angepaßt durchzuführen. Die neue BtMVV ist ein Schritt in die richtige Richtung. Wir sind verpflichtet, diese Chance zu nutzen!

Schmerztherapie bei Kindern

R. Richter

Mit Schmerztherapie bei leukämie- und tumorkranken Kindern asso-
ziiert man in erster Linie oft das sog. Terminalstadium und meint dann in
erster Linie den Einsatz zentral wirksamer Analgetika wie Morphin.
Nach den großen Studien von Frau Massimo in Italien und Angela
Miser in den USA leiden aber mehr als Zweidrittel aller Kinder mit
Tumorerkrankungen an Schmerzen. Die Daten von Frau Massimo
gehen auf eine Patientengruppe von 814 italienischen Kindern in 10
Jahren zurück. Schmerz ist nicht nur erstes Symptom der Tumorerkrankung selbst, sondern auch Folge onkologisch aggressiver-kurativer Therapiemodalitäten. Die Transplantationsmedizin hat im Rahmen der
Konditionierung eine schwere Mukositis zur Folge, die oft den Einsatz,
v.a. zentral wirksamer Analgetika erforderlich macht. Eine weitere
Schmerzursache stellen die häufigen diagnostischen und therapeutischen
Eingriffe dar, wie z.B. Knochenmark- und Lumbalpunktionen. Allein das
z.Z. gültige Protokoll der deutschen Studie zur Behandlung der akuten
lymphoblastischen Leukämie (BFM 1990) sieht bei Kindern im Hoch-
risikobereich bis zu 12 Lumbalpunktionen und zahlreiche Knochen-
markpunktionen vor. Nach Neil Schechter in den USA geben die Kinder
den Schmerz, der bei der Knochenmarkpunktion empfunden wird, auf
einer visuellen Analogskala, die von 0–5 reicht, immerhin mit einer
Wertigkeit von 4, 4 an. Für diese sog. „kleinen" Eingriffe gibt es bisher
keine standardisierte Prämedikation bzw. Analgesie. In einer weiteren
Studie hat v.a. auch Neil Schechter dargestellt, daß Kinder nach Operationen schlechter mit Analgetika versorgt sind als Erwachsene, und Joan
Eland zeigt, daß von 25 Kindern, die großen Operationen unterzogen
wurden, nur 12 mit Analgetika adäquat versorgt waren. Im Vergleich
dazu erhielten 18 Erwachsene mit gleicher Operation insgesamt nahezu
700 Dosen analgetischer Substanzen postoperativ. Bereits 1973 haben
Marks und Sachaer festgestellt, daß Ärzte nur 50–65 % der therapeutisch erforderlichen Opiatdosis verschrieben, die Schwestern aber nur
20–30 % der verordneten insuffizienten Menge verabreichten.

Ursache dieser mangelhaften Versorgung mit Analgetika ist auch der noch immer bestehende Mythos einer Suchtentwicklung und der Entwicklung nicht kalkulierbarer Nebenwirkungen. Es bestehen vielfach noch Unsicherheiten in der Dosierung der Analgetika sowie hinsichtlich pharmakologischer und physiologischer Besonderheiten.

Die Angst der Eltern vor dem Finalstadium ist auch darin begründet, daß sie fürchten, ihr Kind könne unter unbeherrschbaren Schmerzzuständen leiden. Analgesie mit Morphin wiederum ist geprägt von dem Mythos des unvermeidbaren Verlustes von einem aktiven Leben in einem altersgerechten Kontext.

Als Pädiater sind wir vielfach noch wenig vertraut mit komplexen Schmerzsituationen, wie z.B. dem neuropathischen Schmerz. Der Einsatz in der Erwachsenenmedizin erprobter Koanalgetika, wie Antidepressiva und Antikonvulsiva, ist noch wenig bekannt, Schwierigkeiten bestehen in der Dosisfindung dieser Medikamente, besonders bei kleinen Kindern.

In der Begleitung des tumorkranken Kindes ist die Schmerztherapie eine ethische Aufgabe, die uns fordert, sie ist, wie Paul Sporken formulierte, kein Luxus sondern eine Notwendigkeit. Damit wird, so sagte er, die hippokratische Grundnorm des Heilens wieder neu in Kraft gesetzt.

Durch die Entwicklung der oralen retardierten Morphine kann dem Kind und seiner Familie eine noch sinnvoll zu gestaltende letzte Lebensphase ermöglicht werden. Die Anwendung, v.a. auch durch den niedergelassenen Kinderarzt wird aber noch immer durch den Mangel an veröffentlichten Studien erschwert. Wir haben 1986 in der Arbeitsgruppe für pädiatrische Onkologie versucht, ein Konzept zu erarbeiten, das die Anwendung des retardierten oralen Morphins in den Mittelpunkt stellt. Dabei beginnen wir mit einer Tagesdosis von 1 mg/kg, aufgeteilt in 2–3 Einzeldosen. Die Tabletten sollten nicht zerkleinert oder zermörsert werden, da dann die Gefahr besteht, daß die Retardwirkung verloren geht. Hat das Kind zuvor eine i.v.- oder s.c.- Applikation von Opiaten erhalten, muß auf die orale Therapie umgerechnet werden. Daß mit der Gabe von Opiaten immer auch eine prophylaktische Therapie mit Laxanzien und auch Antiemetika erfolgen muß, soll hier nur nochmals Erwähnung finden.

Da Tumorschmerzen meist auch entzündliche Komponente aufweisen, empfiehlt es sich, das Morphin mit einem sog. peripheren Analgetikum vorzugsweise mit Metamizol zu kombinieren. Es hat eine hervorragende spasmolytische Komponente und die gefürchtete Agranulozytose kann auch nach den Ergebnissen der Boston Studie vernachlässigt werden. Eine Therapie mit Opiaten bei Kindern hat die gleichen

Prinzipien zur Grundlage, wie wir sie von der Erwachsenenmedizin her kennen. Die Therapie nach Bedarf ist obsolet, das Opiat soll nach einem festen Zeitplan unter Berücksichtigung der pharmakologischen Wirkdauer gegeben werden. Dadurch lassen sich toxische Spitzenspiegel vermeiden, und dem Kind bleibt die immer wiederkehrende Erfahrung eines Schmerzerlebnisses erspart.

Wie können wir den Therapieerfolg kontrollieren? Es stehen für die kleinen Kinder die sog. Smileyskalen zur Verfügung, ab dem Schulkindalter sind unserer Erfahrung nach die visuellen Analogskalen einsetzbar. In der Beurteilung des Schmerzes ist es wichtig, zwischen der Befindlichkeit des Kindes, die auch durch die Tumorerkrankung beeinflußt wird, und dem Schmerzerleben selbst zu unterscheiden. Im Idealfall wird die Schmerz- bzw. Befindlichkeitsmessung sowohl durch die Eltern als auch durch das Pflegepersonal mit durchgeführt.

Die Probleme der sog. Symptomkontrolle (z.B. Husten, Obstipation, Appetitlosigkeit, Übelkeit) sind bei Kindern kaum untersucht und die Linderung dieser Beschwerden, insbesondere auch der Atemnot, Unruhe und Angst bleibt dem individuellen Erfahrungsbereich des einzelnen Therapeuten überlassen. Die Entwicklung von *palliativen Standards* ist auch für das Kind dringend erforderlich.

Daß die Erfahrung von Schmerz und Leid die Würde der Person bestimmt, kann für das Kind nicht akzeptiert werden. Leiden zu ertragen soll erst im Reifungsprozeß gelernt und notwendig werden.

Für das Kind ist allein schon der Krankenhausaufenthalt schmerzhaft, es empfindet die Isolierung von den Eltern, fühlt sich bedroht und ausgeliefert. Für einen unserer 2jährigen Buben ist diese Situation so beeinträchtigend, daß er sich ständig in einem physischen und psychischen *Alarmzustand* befindet. Daß es in solcher Situation auch zur Veränderung metabolischer Parameter kommen kann, wissen wir nach den v.a. im postoperativen Bereich bei Erwachsenen, durchgeführten Studien.

Hinzu kommen die körperlichen Veränderungen durch die Krankheit, Haarausfall, Gewichtszunahme nach Kortison, Verlust einer Gliedmaße nach Amputation, reversible und irreversible Beeinträchtigungen wie Neuropathien usw. Die Stärke somatischer Beschwerden bzw. das Schmerzempfinden ist nicht von der Gesamtsituation des Kindes und seiner Familie zu trennen: Ruhe und Gelassenheit der Eltern vermitteln dem Kind Geborgenheit in einem medizinischen System, auf das man sich täglich neu einstellen muß. Die Eltern aber befinden sich, besonders nach der Diagnosestellung, in einer Situation des *Schocks* und müssen sich ebenfalls neu orientieren. Auch nach der Entlassung bleibt für das

Kind häufig das Gefühl sozialer Isolierung. So schreibt eine 12jährige
Patientin auf die Frage, was ist ein Schmerz: „Wenn einem z.B. die
anderen immer sekkieren und einem nicht in Ruhe lassen und einem
immer die Mütze wegnehmen und niemand mag ihn, das ist ein Schmerz.
Und wenn man sehr dick ist und die anderen zu einem immer Fettwanze
sagen oder die Dicke, das ist ein Schmerz und wenn man nicht mehr
gehen kann und immer an den Rollstuhl angebunden ist und die anderen
an einem vorbeilaufen, das ist ein Schmerz. Heimweh ist der größte
Schmerz, sonst gibt es keine größeren Schmerzen".

Einige Beispiele sollen zeigen, welche verschiedenen Möglichkeiten
der Schmerztherapie bei leukämie- und tumorkranken Kindern uns zur
Verfügung stehen: Bei besonders schwer beherrschbaren Schmerzzuständen ist auch der Einsatz invasiver Methoden durch den Anästhesisten
erforderlich. Die Gabe eines Opiates über den Periduralkatheter kann zu
einer Reduzierung der Morphindosis führen und Schmerzfreiheit im
Terminalstadium ermöglichen. Die Blockade des Plexus Coeliacus bei
schweren abdominellen Schmerzzuständen (z.B. bei Neuroblastomen)
sollte nach Ausschöpfung einer Morphintherapie in Erwägung gezogen
werden. Die Infusion eines Lokalanästhetikums über den Periduralkatheter vor Amputation zur Linderung des Phantomschmerzes sollte
Standard sein. Analgesie mit oralen retardierten Morphinen kann auch
bei Kindern manchmal in sehr hoher Dosierung notwendig werden. Eine
unserer Patientinnen, die damals 7jährige Daniela, sie litt an einem
metastasierten Neuroblastom, erhielt zuletzt 360 mg MST/Tag. Auch
unter der hochdosierten Morphintherapie war ihr lange Zeit Schul-
besuch möglich, erst die zunehmende Tumorkachexie schränkte ihre
Möglichkeiten ein.

Besonders bei Patienten, die unter ausgeprägten Nebenwirkungen
der oralen Morphine (z.B. Juckreiz) leiden, hat sich die Dauerinfusion
eines Opiats über den zentralvenösen Hickman-Katheter mittels einer
kleinen Pumpe bewährt. Ab dem Schulkindalter sollte die patientenkon-
trollierte Analgesie v.a. im Bereich der Transplantationsmedizin und
postoperativ vermehrt eingesetzt werden, da sie dem Kind das Gefühl
von Autonomie in einer Situation des Ausgeliefertseins ermöglicht.

Nicht zuletzt ist zu betonen, daß auch Radiotherapie und zytostatische Therapie schmerzlindernd sein können, indem sie, wenn auch
oft nur vorübergehend, zu einer Reduktion der Tumormasse führen. Bei
beginnender Querschnittssymptomatik sollte immer rasch die Radiotherapie eingesetzt werden, um den drohenden Querschnitt zu verhindern.
Bei Hirndrucksymptomatik ist sowohl der hochdosierte Einsatz von

Dexamethason als auch eine Radiatio der Metastasen mit der Analgesie zu kombinieren. Die Lebensqualität des Patienten kann dadurch entscheidend verbessert werden. Zeitgewinn bedeutet für Kind und Familie oft auch die Möglichkeit gemeinsamer Entwicklung, gemeinsamer Verarbeitung und Stabilisierung. Kind und Familie, aber auch die Geschwister sind davon abhängig, daß wir als therapeutisches Team immer wieder auch die Qualität Hoffnung vermitteln. Das unheilbar erkrankte Kind und seine nicht mehr medizinische Führung erfordert ganz besonders unsere Begleitung, denn das Verordnen eines Medikaments ohne den nötigen stützenden menschlichen Beistand ist ein ärztliches und menschliches Versagen. In die Betreuung des kranken Kindes einbezogen ist immer auch die Gesamtfamilie, v.a. die Eltern, die um das Kind leiden und uns täglich in den Krankenzimmern gegenüber stehen. Es ist schwer diese Aufgabe zu bewältigen, besonders auch wenn Ärzte und das Pflegepersonal immer wieder Trauer und Ängste, aber auch Aggression und die ganze Verzweiflung der Eltern mittragen sollen. Wenn wir uns fragen, ob die durchgeführte Schmerztherapie auch akzeptabel für die ganze Familie ist, ist in besonderer Weise die Zusammenarbeit mit den niedergelassenen Kinder- und Hausärzten erforderlich. Das Kind soll ja so lange als möglich in seiner vertrauten Umgebung bleiben. Die Morphintherapie muß von den niedergelassenen Kollegen mitgetragen werden können, und es ist jetzt notwendig, ein Informationskonzept für das Kind (insbesondere den jugendlichen Patienten), seine Familie und die Kollegen in der Praxis zu erarbeiten. Noch immer nämlich verhindert die Angst vor Morphin die rechtzeitige und regelmäßige Verordnung. Wir bewegen uns sicher bei Kindern noch in einem Bereich, der uns wenig vertraut ist, und die Informationsbroschüre über Wirkung und Nebenwirkung des Morphins muß erarbeitet werden (viele der von uns betreuten Kinder konnten die Therapie mit Morphin in adäquater Dosierung als ebenso erleichternd erleben wie Erwachsene, dies aus ihrem eigenen Krankheitserleben berichten). Das schmerzfreie Kind ist in der Lage, auch unter der Therapie mit Morphin bis in die letzten Lebenstage hinein ein altersgerechtes Leben in seiner Familie, umgeben von seinen Freunden, zu führen. Schmerztherapie ist nicht nur eine schwierige, anstrengende Aufgabe sondern erfordert einen hohen personellen Aufwand. Familien und kleine Patienten selbst haben uns in dieser Therapie aber auch gestärkt, und wir haben von ihnen lernen können, die eigenen Lebensmaßstäbe zu korrigieren und neue Wertigkeiten zu setzen.

Ich möchte abschließen, indem ich die Gedanken von Charles Péguy (1873–1914) zitiere. Sie stehen unter der Überschrift:

Das Tor zum Geheimnis der Hoffnung

»Der Glaube, den ich am liebsten mag, sagt Gott, ist die Hoffnung.

Der Glaube wundert mich nicht ... der Glaube ist einfach ...

Die Liebe, sagt Gott, wundert mich nicht ... Lieben ist einfach ...

Aber hoffen zu können, das ist das Schwere.

Und das Leichte ist, sich gleiten zu lassen und zu verzweifeln, und das ist die große Versuchung.

Aber die Hoffnung, sagt Gott, das verwundert mich wirklich. Mich selber.

Das ist wirklich erstaunlich.

Daß diese armen Kinder sehen, wie das alles geschieht, und daß sie glauben, morgen ginge alles besser.

Das ist verwunderlich ...

... Diese kleine Hoffnung ...

Ein flackerndes ...

Ein angstvolles Flämmchen hat alle Widerstände der Nächte durchschritten.

Ein Flämmchen, unversehrbar, unauslöschlich dem Hauch des Todes.

. . .

Was mich wundert, sagt Gott, das ist die Hoffnung.

. . .

Diese kleine Hoffnung, die nach gar nichts aussieht. Dies kleine Mägdlein Hoffnung.

Unsterblich.

. . .

Die Hoffnung sieht, was noch nicht ist und was sein wird. Die liebt, was nicht ist, und was sein wird.«

Literatur

1. Hardinghaus W (1988) Das Tor zum Geheimnis der Hoffnung Z Allgemeinmed 35/36: 5

Symptomkontrolle beim Tumorpatienten

A. Conrad

Obstipation

Eine fortschreitende Tumorerkrankung kann viele Symptome aufweisen. Dazu gehören neben dem Schmerz, der das am meisten gefürchtete und mit der Diagnose Krebs am häufigsten verbundenene Symptom ist, u.a. Dyspnoe, Übelkeit, Erbrechen, Schwäche, Obstipation und psychosoziale Probleme.

Der Grund, warum ich aus der Vielfalt von Symtomen die Obstipation ausgewählt habe, ist die Verharmlosung bzw. Unterschätzung dieses Problems von Patienten und nicht zuletzt auch von uns Pflegenden. Dabei ist die Therapie der Obstipation manchmal schwieriger als die Behandlung der Schmerzen.

Die aus der Obstipation resultierenden Beschwerden reichen von Völlegefühl über Inappetenz, Übelkeit, Erbrechen bis hin zur Verwirrtheit und Darmverschluß. Diese Symptome führen zwangsläufig zu einer Einschränkung der Lebensqualität.

Unter Obstipation versteht man eine verzögerte Entleerung von trockenem und hartem Stuhl, bei z.T. deutlicher Abweichung der Stuhlfrequenz von der Norm.

Ursachen einer Obstipation sind u.a. eine verzögerte Darmpassage und ein gestörter Defäkationsmechanismus.

Die verzögerte Darmpassage kann hervorgerufen werden durch
1) Arzneimittel (Analgetika, Sedativa, Psychopharmaka),
2) geringe Nahrungs- und Flüssigkeitsaufnahme, ballaststoffarme Nahrung,
3) Dehydratation z.B. bedingt durch anhaltendes Erbrechen und Fieber,
4) Hyperkalzämie,
5) mechanische Behinderungen (Tumoren).

Ursachen für einen gestörten Defäkationsmechanismus [5] sind
  1) Erkrankungen des Analkanals (Hämorrhoiden, Analfissuren),
  2) Verlust des rektalen Dehnungsreflexes,
  3) Schwäche oder Fehlen der Bauchpresse,
  4) allgemeine Schwäche/Inaktivität.

Um eine individuelle Obstipationsbehandlung durchführen zu können, ist es erforderlich, den Patienten nach seinen Stuhlgewohnheiten zu befragen. Dazu gehören die Frage nach Häufigkeit der Darmentleerung, der Menge als auch der Konsistenz. Ergänzt wird die Befragung durch die Erhebung des körperlichen Untersuchungsbefunds im Hinblick auf Peristaltik und u.U. digitalen Austastens des Enddarms.

Da viele Patienten ihre Stuhlgewohnheiten als einen Teil der Intimsphäre empfinden, ist eine sachliche und zugleich einfühlsame Thematisierung notwendig, um dem Patienten über evtl. aufkommende Scham hinwegzuhelfen.

In der Zusammenarbeit mit dem Patienten spielt Vertrauen und v.a. „dem Anderen etwas Zutrauen" eine Rolle. Dabei sind gerade wir Pflegenden angesprochen. Wie oft reichen wir dem meist liegenden, schwachen Patienten bei geäußertem Stuhldrang die Bettpfanne, weil wir glauben, er wäre nicht in der Lage, auf einem Toilettenstuhl oder sogar auf der Toilette zu sitzen.

Sicher, wir meinen es gut und doch sollten wir versuchen, uns vom Patienten leiten zu lassen und ihn unterstützen, wenn er die Toilette aufsuchen möchte. Wichtig ist es, sofort zu reagieren, wenn ein Patient den Wunsch hat, den Darm zu entleeren; langes Warten lassen kann die Obstipation u.U. begünstigen.

Es gibt zahlreiche, allgemeine Methoden die Darmtätigkeit anzuregen bzw. eine Obstipation zu verhindern. Dazu gehören die Mobilisation, die Erhöhung der Nahrungs- und Flüssigkeitsaufnahme, ballaststoffreiche Ernährung und die Einnahme von Fruchtsäften [1].

Patienten mit einer weit fortgeschrittenen Tumorerkrankung sind z.T. sehr geschwächt oder gar nicht mehr in der Lage das Bett zu verlassen; außerdem sind oft Durst- und Hungergefühl insgesamt reduziert. Deshalb kommen diese Maßnahmen nur selten in Betracht. Eine Behandlung mit Laxanzien wird v.a. dann erforderlich, wenn Patienten eine Schmerztherapie mit Opioiden erhalten. Diese begleitende Laxanzientherapie führen wir in Form eines *Stufenschemas* durch.

Medikamentöses Stufenschema der Laxanzientherapie bei Opioidgabe:

  1) Orale Laxanzien,
  2) zusätzlich zu oralen Maßnahmen Suppositorien und/oder Einlauf,

3) zusätzlich zu 1) und 2) Klistier und/oder Einlauf,
4) in Extremfällen 30–100 ml Gastrografin oral,
5) wenn nötig, manuelle Ausräumung.

Pharmakologie der Laxanzien:

Die Laxanzien können in 3 Hauptgruppen eingeteilt werden (Tabelle 1) [4].

1) Die Gleitmittel: sie machen den Fäzes durch Hemmung der Wasserrückresorption weicher.
2) Die Reizmittel: sie regen durch eine örtliche Reizwirkung auf die Schleimhaut des Darms die Darmtätigkeit an.
3) Die volumenvergrößernden Mittel: sie lösen durch Wanddehnung den Entleerungsreflex aus.

Wir haben mit der Therapie der Obstipation auf unserer Palliativstation folgende Erfahrungen gemacht. Von 290 auf unserer Palliativstation behandelten Patienten erhielten 243 eine Schmerztherapie mit schwachen und starken Opioiden. Die Opioidgabe ist die Ursache für z.T. hartnäckige Obstipation.

Deshalb erhielten 235 von 243 Patienten eine begleitende Laxanzientherapie. Bei 8 Patienten kamen keine Laxanzien zum Einsatz, da sie über anhaltende Diarrhoen klagten oder ein Dünndarmstoma aufwiesen.

Von unseren 235 mit oralen Laxanzien behandelten Patienten erhielten:
- 88 Patienten ein Laxans,
- 96 Patienten 2 Laxanzien,
- 43 Patienten 3 Laxanzien,
- 8 Patienten mehr als 3 Laxanzien.

Wir haben uns aus der Vielfalt der angebotenen Laxanzien auf wenige beschränkt, um Wirkungen und Nebenwirkungen einschätzen zu können.

Bei der durch Opioide verursachten Form der Obstipation halten wir es für sinnvoll, ein Reizmittel der Darmschleimhaut (z.B. Liquidepur, Laxoberal) ggf. mit einem Gleitmittel (z.B. Agarol) zu kombinieren [2].

- 146 Patienten erhielten eine Mischung aus Agarol, dem Gleitmittel, und Liquidepur, dem Reizmittel.
- 128 Patienten erhielten Laxoberal, ein Reizmittel.
- 38 Patienten erhielten andere Laxanzien. Dazu gehörten u.a. Laktulose, Rizinusöl, Mannit und Bisacodyl.

Bei den oben aufgeführten oralen Laxanzien sind Mehrfachnennungen möglich, da im Verlauf der Erkrankung Änderungen der Laxanzien-

Tabelle 1. Laxanzien[a] [2, 4, 5, 6]

Wirkstoff	Handelsname	Dosis	Latenzzeit	Kommentar
a) Gleitmittel				
Paraffin	Agarol®	10–20 ml	12–48 h	Hemmung der H_2O-Rückresorption
Docusat-Na	Agaroletten®	50–100 mg	0.5–2 h	
Glyzerin	Glycilax® Einlauf/supp	1 supp	0.5–2 h	
b) Reizmittel der Darmschleimhaut				
Sennoside A+B	Colonorm®	10–15 ml	12 h	Örtliche Reizwirkung auf die Darmschleim-
Sennosid B	Liquidepur®	5–20 ml	12 h	haut regt die Peristaltik an
Bisacodyl	Dulcolax® supp	10 mg	15–60 min	
	Dulcolax® Drg.	10 mg	6–10 h	
Rizinusöl	Rizinus Kps.Pohl®	4–6 g	2–6 h	
Ochsengalle	Ochsengalle	1–2 El Einlauf	15–60 min	
c) Volumenvergrößernde Mittel				
Quellstoffe:				
Ind. Flohsamen	Agiolax®	5–10 g	10–24 h	Quellen durch H_2O-
Weizenkleie	Normacol®	10 g	10–24 h	Aufnahme. Mit ge-
salinische Laxanzien:				nügend Flüssigkeit aufnehmen
Na-Sulfat	Glaubersalz	10–20 g	2–4 h	Osmotisch wirksam
Na-Dihydrogen-phosphat	Practo-clyss®	1 Klistier	10–60 min	durch H_2O-Retention
Na-Picosulfat	Laxoberal®	5–40 gtt	2–8 h	
Zucker-/alkohole:				
Laktulose	Bifiteral®	10–20 ml	8–10 h	Stimulation der
Sorbit	Microklist®	1 Klistier	15–60 min	Peristaltik durch H_2O-Retention
Mannit	Mannit-Lsg	10–20 g		

[a] Laxanzien sind häufig Mischpräparate. Der neben dem Wirkstoff aufgeführte Handelsname bezieht sich auf die Hauptwirksubstanz.

therapie notwendig wurden. Diese resultieren u.a. aus zunehmender Schwäche, Erhöhung der Opioidtherapie, Abneigung nach längerer Einnahme, anhaltendem Erbrechen und Somnolenz.

Bei etwa der Hälfte der Patienten wurden zusätzlich zu den oralen Laxanzien rektale Maßnahmen notwendig. Es kamen Suppositorien, z.T. in Kombination mit Klistieren und/oder Einläufen zum Einsatz. Intravenöse, peristaltikfördernde Substanzen wie Prostigmin, Bepanthen oder Takus wurden nur bei ca. 1 % der Patienten notwendig.

Die Therapie einer bestehenden, hartnäckigen Obstipation möchte ich am Beispiel eines Patienten, der aufgrund seiner Tumorerkrankung, eines Prostatakarzinoms mit Beckenmetastasen und einer Hüftluxationsfraktur bettlägrig wurde, verdeutlichen. Aufnahmegrund war eine bestehende Obstipation mit Verdacht auf Subileus bei Schmerztherapie mit Opioiden. Diese Obstipation war eingetreten, nachdem der Patient die empfohlene Kombination aus Agarol und Liquidepur aufgrund einer Abneigung gegen das Liquidepur abgesetzt hatte.

Er hatte das Agarol zwar regelmäßig weiter eingenommen, dieses allein reichte allerdings nicht aus. Anamnese und Aufnahmebefund ergaben: seit 10 Tagen kein Stuhlgang, Inappetenz, Übelkeit, zeitweise Erbrechen, spärliche Peristaltik, bei digitalem Austasten kein Stuhl in der Rektumampulle.

Die Obstipationstherapie wurde am 1. Tag mit einem Hebe-Senk-Einlauf mit Ochsengalle und zusätzlich mit 30 ml Gastrografin oral eingeleitet. Dies ergab nicht den gewünschten Erfolg.

Daraufhin am 2. Tag morgens: 10 ml Agarol und 10 Trpf. Laxoberal. Wiederum kein Stuhlgang. Mittags gab der Patient Stuhldrang an, die Rektumampulle war leer. Daraufhin wurde 1 Klistier mit Hilfe eines Darmrohres appliziert. Wiederum kein Stuhlgang.

Am 3. Tag 10 ml Agarol und 10 Trpf. Laxoberal, der Patient gab erneut Stuhldrang an, woraufhin 1 Dulcolax Supp gegeben wurde. Es zeigten sich zunächst Kotsteine, die manuell ausgeräumt wurden, danach Stuhlgang von normaler Konsistenz.

In den folgenden Tagen bis zur Entlassung erhielt der Patient täglich eine Kombination aus 10 ml Agarol und 10 Trpf. Laxoberal. Mit dieser Kombination aus einem Gleitmittel und einem Reizmittel wies der Patient keine Obstipationsprobleme mehr auf.

Im folgenden möchte ich Ihnen eine Laxanzientherapie in der Finalphase einer weit fortgeschrittenen Tumorerkrankung darstellen.

Es handelt sich um eine Patientin mit unklarem Primärtumor, multipler Knochenmetastasierung und Lebermetastasen. Tumorschmerzen waren der Grund für die stationäre Aufnahme. Die Patientin erhielt eine

Schmerztherapie mit starken Opioiden. Die begleitende Laxanzientherapie bestand aus 15 ml Agarol und 10 ml Liquidepur 2mal täglich. Die Patientin war mit dieser Medikation gut symptomkontrolliert. Im weiteren Verlauf wurde die Patientin zunehmend schwächer und somnolent, so daß die Einnahme der bisherigen Medikamente nicht mehr möglich war. Die Schmerztherapie wurde intravenös appliziert.

Wir entschlossen uns, die begleitende Laxanzientherapie mit 20 Trpf. Laxoberal, die sehr einfach mit Hilfe einer Pipette verabreicht werden konnten, weiterzuführen.

Am 4. Tag erhielt die Patientin zusätzlich ein Dulcolax supp, woraufhin sie wenig weichen Stuhlgang absetzte.

Am 5. Tag verzichteten wir auf die Gabe des Laxans.

Am 6. Tag verstarb die Patientin gut symptomkontrolliert.

Dieses Beispiel zeigt u.a., daß selbst bei Patienten mit Nahrungskarenz z.B. in der Finalphase eine Laxanzientherapie in angepaßter Form nach Möglichkeit verabreicht werden sollte, denn auch bei Nahrungskarenz wird Stuhl durch eine Abschilferung des Darmepithels produziert.

Zusammenfassend möchte ich noch einmal hervorheben, daß die Schmerztherapie mit Opioiden fast immer mit einer Laxanzientherapie kombiniert werden muß. Dies ist während der gesamten Behandlungsdauer erforderlich, da sich keine Toleranzentwicklung zeigt. Auch die Behandlung mit Laxanzien erfordert unsere Aufmerksamkeit, da eine individuelle Dosisfindung und im Verlauf u.U. eine individuelle Dosisanpassung notwendig sind [2].

Literatur

1. Gleiter C (1993) Unerwünschte Arzneimittelwirkungen im Colon. Arzneimitteltherapie 11/3
2. Klaschik E (1994) Medikamentöse Schmerztherapie bei Tumorpatienten. Ein Leitfaden. (Eigendruck)
3. Lommer, CM (1987) Obstipation und Laxanzien. Med Mo Pharm 10/12
4. Melzer H (1981) Wichtige Arzneimittel. Urban & Schwarzenberg, München
5. Mutschler E (1991) Arzneimittelwirkungen, Lehrbuch der Pharmakologie und Toxikologie, 6. Aufl. Wissenschaftl. Verlagsgesellschaft, Stuttgart
6. Twycross RG, Lack SA (1989) Therapie bei Krebs im Endstadium. G. Fischer, Stuttgart

Besonderheiten in der Pflege bei fortgeschrittener Tumorerkrankung

M. Kern

Patienten, die an einer fortschreitenden Tumorerkrankung leiden, bedürfen in vielen Fällen besonderer Unterstützung und Pflege. Ich möchte versuchen, diese Besonderheiten zu verdeutlichen. Es gibt sicher keine Rezepte, Verhaltensregeln oder ein festgeschriebenes Pflegekonzept. Vielmehr geht es darum, die eigene und auch pflegerische Haltung zu verändern und ein Pflegeverständnis zu entwickeln, das nicht mehr auf Heilung ausgerichtet ist. Dazu gehört, daß man sich von angelernten Mustern lösen muß, um sich auf jeden Patienten neu einlassen und sich vom Bedürfnis des Patienten leiten lassen zu können. Im Umgang mit Schwerstkranken ist man als Begleiter immer wieder Lernender, und jede Begleitung läßt uns neue Dinge erfahren und begreifen.

Ziel der Pflege ist es, dem Patienten die ihm verbleibende Zeit so wertvoll und angenehm wie möglich zu gestalten. Entscheidende Bedeutung kommt dabei der ganzheitlichen Wahrnehmung des Patienten zu. Die fortschreitende Tumorerkrankung löst bei Patienten und Angehörigen oft zahlreiche Ängste aus. Dazu gehören die Angst vor Tod und Sterben, die Angst davor, Dinge unerledigt zurückzulassen, die Angst vor Abhängigkeit von anderen. Der Patient muß im Verlauf der Erkrankung oft innerhalb kurzer Zeit immer mehr Selbständigkeit abgeben und sich immer wieder neu mit der Erkrankung auseinandersetzen. Dies erfordert von uns Pflegenden eine individuelle, symptomorientierte und phantasievolle Pflege. Sie schließt Akzeptanz, den offenen und ehrlichen Umgang mit Patient und Angehörigen, die Bereitschaft zur Auseinandersetzung und Zeit mit ein. Wir müssen lernen, den Betroffenen als Mensch so zu akzeptieren wie er ist bzw. wie das Leben ihn geprägt hat. Insbesondere bei schwerstkranken und sterbenden Menschen steht es uns nicht zu, das Lebenskonzept des Patienten zu verurteilen oder ändern zu wollen, da der Betroffene keine Zeit mehr hat, sich mit dieser Kritik auseinanderzusetzen [2].

Grundvoraussetzung für eine ganzheitliche Pflege bei fortgeschrittener Tumorerkrankung ist der aufgeklärte Patient [3]. Nur dadurch, daß ich als Pflegekraft mit dem Patienten über seine Erkrankung sprechen kann, wird ein offenes, wahrhaftes Verhältnis möglich. Gerade wir als Pflegende werden innerhalb der Körperpflege z.B. häufig mit der Frage konfrontiert: „Sehen Sie mich doch an, wie mager ich geworden bin. Glauben Sie, daß es noch mal besser wird?" Wenn ich dann nicht ehrlich sein kann, weil der Patient nicht aufgeklärt ist, sondern versuchen muß, ihn zu beschwichtigen oder abzulenken, werde ich nicht mehr mit Ruhe pflegen können. Ich werde mich dieser Situation dann möglichst schnell entziehen, weil ich sie nicht aushalten kann.

Wir erleben auf unserer Palliativstation von seiten der Patienten und Angehörigen, aber auch im Team große Erleichterung, wenn wir ein offenes und ehrliches Gespräch führen. Wichtig ist in diesem Zusammenhang, mit Patient und Angehörigen über Wünsche und erreichbare Ziele zu sprechen, denn häufig erleben wir Patienten, die sagen: „Ich kann doch gar nichts mehr". In einer solchen Situation muß man gemeinsam mit dem Patienten den Blick auf erreichbare Ziele richten. Wir dürfen uns nicht daran orientieren, was alles „nicht mehr geht", sondern müssen die noch vorhandenen Ressourcen des Patienten nutzen und in die Pflege integrieren. Durch das Formulieren und Umsetzen erreichbarer Ziele kann der Patient diese leben und wird nicht immer mit unerreichbaren Zielen, die Frustration, Ängste und Unsicherheiten auslösen, konfrontiert.

Gerade im Bereich der Körperpflege bieten sich dabei vielfältige Möglichkeiten. Dazu gehören scheinbar so banale Dinge wie das Baden oder Duschen. Bedenkt man aber, das es sich z.T. um schwerstkranke und sterbende Menschen handelt, erfordert es von uns Pflegenden oft Mut, dem Patienten diesen Wunsch zu erfüllen. Dadurch, daß wir dem Patienten Dinge zutrauen und uns von ihm leiten lassen, geben wir ihm die Möglichkeit, seine Selbständigkeit so lange wie möglich zu erhalten und sein Selbstvertrauen zu stärken.

Sich vom Patienten leiten zu lassen, klingt vielleicht sehr einfach, wir haben aber viel Zeit und Auseinandersetzung im Team benötigt, bis wir die Tragweite dieser Aussage begriffen haben und umsetzen konnten. Ich möchte dies an einem Beispiel verdeutlichen: Einer der ersten Patienten, die wir begleitet haben, hatte zu Hause mit starken Schmerzen über Wochen in einem verdunkelten Zimmer gelegen und nach eigenen Aussagen „auf seinen Tod gewartet". Nachdem der Patient schmerztherapeutisch eingestellt war, konnte er zunehmend mobilisiert werden. Wir fuhren ihn häufig im Rollstuhl auf die Terrasse. Mit großer Begeisterung pflegte er die Blumen und genoß mit großer Freude und sehr bewußt den Frühling auf unserer Terrasse. Häufig fuhren wir ihn im Rollstuhl im

Park spazieren. Eines nachmittags kam eine Kollegin von einem Ausflug zurück und sagte: „Etwas Schlimmes ist passiert, ich mußte schnell wieder zurückkommen, weil es Herrn W. plötzlich so schlecht ging, daß ich dachte, er stirbt da draußen". Wir alle reagierten zunächst sehr betroffen und unsicher, kamen dann aber im gemeinsamen Gespräch zu dem Ergebnis, daß es für den Patienten sicher sehr schön gewesen wäre, im Garten an seinem Lieblingsplatz zu sterben. Dabei wurde uns deutlich, welche Vorstellungen wir davon haben, wie und wo z.B ein Mensch sterben sollte. Wir alle hatten eigentlich die Vorstellung, daß es auf jeden Fall im Bett sein muß.

Inzwischen haben wir viel durch die Patienten gelernt und sind bemüht, alle unsere Sinne einzusetzen, um zu überprüfen, ob nicht unsere eigenen oder auch pflegerischen Prägungen manche für den Patienten wichtigen Handlungen blockieren.

Die Pflege von schwerstkranken und sterbenden Tumorkranken erfordert von seiten der Pflegenden Sicherheit und Kompetenz. Dazu gehören neben pflegerischem Wissen umfassende Kenntnisse in der Schmerztherapie und Symptomkontrolle. Es ist wichtig, die Hintergründe der Schmerztherapie und Symptomkontrolle zu verstehen, um im Bedarfsfall adäquat im Rahmen der mit dem Arzt besprochenen Möglichkeiten zu handeln. Dies ist v.a. im Falle von rascher Krisenintervention nötig. Die beste Pflege bleibt wirkungslos, wenn ein Patient z.B. unter starker Luftnot leidet und ich als Pflegekraft ängstlich und hilflos reagiere, weil ich nicht weiß, was zu tun ist. Meine Hilflosigkeit wird sich auf Patient und Angehörige übertragen und die Symptome verstärken. Wenn ich als Pflegeperson Sicherheit und Ruhe ausstrahle, wird der Patient Vertrauen aufbauen und manche Panikreaktion kann vermieden werden.

Ein weiterer wichtiger Aspekt ist die Bereitschaft, sich u.U. auch einmal von angelernten *Pflegemustern* zu lösen. Dazu kann z.B. gehören, daß ein Patient lieber von seinen Angehörigen oder gar nicht gewaschen werden möchte. Auch dies ist nicht immer einfach umzusetzen, denn etwas zu tun, fällt uns in der Regel leichter, als etwas zu lassen. Das pflegerische Handeln muß immer wieder neu überdacht werden und an die Situation angepaßt werden, denn der Patient soll mit der Körperpflege ein positives Gefühl verbinden und nicht mit Angst darauf warten, gepflegt zu werden. Dies möchte ich anhand der Mundpflege bei Mundtrockenheit näher erläutern, die häufig bei Patienten in der Finalphase zum Problem wird.

Was nützt uns z.B. der *klinisch reine* Mund, wenn wir diesen mit Gewalt öffnen müssen, [1]. Deshalb haben wir auf unserer Palliativstation versucht, wohlschmeckende, dem Patienten bekannte Getränke zur Mundpflege anzubieten. Dazu gehören das Mundspülen oder Auswischen mit Tee statt fertiger Mundspüllösungen. Dabei ist es wiederum wichtig, Patienten oder ggf. Angehörige nach den Vorlieben zu befragen, denn auch hier gilt: Was nützt uns der beste Tee, wenn der Patient ihn nicht mag? Häufig verwenden wir auch gefrorene Fruchtstücke, vorzugsweise Ananas, aber auch ausgepreßte Zitrone und Orange [4] Sie bewirken z.T. eine Speichelproduktion, eine gute Mundbefeuchtung und eine angenehme Kühlung. Immer wieder freuen wir uns darüber, daß dies für viele Patienten in dieser Zeit noch ein echter Genuß ist. Bei wahrnehmungsgestörten Patienten wickeln wir die Eisstückchen in eine Mullkompresse. So verhindert man, daß sich die Patienten verschlucken. Außerdem wird durch die Reibung der Kompresse eine Reinigung der Zunge durch den Patienten selbst möglich.

Insgesamt gute Erfahrungen, der Mundtrockenheit auch in der Finalphase entgegenzuwirken, haben wir mit dem Einsatz von Pipetten gemacht. Wir verabreichen Tee oder Mundspüllösungen dann in stündlichem Abstand oder je nach Bedarf mit Hilfe einer Pipette. Dies ist vor allem für Angehörige eine große Hilfe. Sie sind oft froh, wenn sie für den Patienten noch etwas tun können und die applizierten Mengen mit der Pipette sind so gering, daß nahezu keine Aspirationsgefahr besteht. Dies integriert die Angehörigen in die Pflege und mindert für sie das Gefühl der Hilflosigkeit. Die orale Applikationsform mit Hilfe einer Pipette kann auch für Medikamente verwendet werden.

Phantasievolle Pflege im weiteren Sinne bedeutet aber für mich noch mehr: Auf unserer Palliativstation wurde ein Patient mit einem Oropharynxkarzinom behandelt. Dieser Patient litt unter ausgeprägten Schluckstörungen und war mit einer PEG-Sonde versorgt. Ein großer Wunsch von ihm war es, täglich ein Bier zu trinken. Dies war ihm aufgrund der Schluckstörungen nicht mehr möglich. Nachdem wir gute Erfahrungen mit dem Einfrieren von Früchten gemacht hatten, kamen wir auf die Idee, für den Patienten das Bier einzufrieren und wir konnten ihm bis zu seinem Tod diesen Wunsch erfüllen.

Um solche Ideen entwickeln zu können, braucht man Zeit. Man muß sich mit dem Patienten intensiv auseinandersetzen, um die bestmögliche Lösung finden zu können.

Patienten, die an einer fortgeschrittenen Tumorerkrankung leiden, sind häufig so schwach und in ihrer Wahrnehmung und Aktivität so verlangsamt, daß sie durch hektischen, schnellen Umgang gestreßt oder sogar verwirrt reagieren. Deshalb muß man sich ausreichend Zeit nehmen. In einem Ausspruch einer englischen Krankenschwester aus einem

Hospiz heißt es: Die große Kunst in der Pflege ist es, einem Patienten das Gefühl zu vermitteln, daß man alle Zeit der Welt für ihn hat. Die Pflege von Patienten mit fortgeschrittener Tumorerkrankung erfordert von seiten der Begleiter immer wieder die Bereitschaft zur Auseinandersetzung. Dabei gilt es es z.B immer wieder, kritisch zu überprüfen, für wen das aufgetretene Symptom ein Problem ist, ob für den Patienten oder für mich als Begleiter. Wenn es uns gelingt, bei schwerstkranken und sterbenden Menschen nicht länger gegen den Tod zu kämpfen, sondern ihn als Bestandteil der Begleitung zu erleben, dann schaffen wir uns Raum, die verbleibende Zeit für den Patienten so gut wie möglich zu gestalten und die Arbeit stellt eine große Bereicherung dar.

Um die Pflege von Patienten mit fortgeschrittener Tumorerkrankung adäquat umsetzen zu können, sind unseres Erachtens ein ausreichender Personalschlüssel und eine qualifizierte, regelmäßige Fort- und Weiterbildung unabdingbar. Dazu müssen auch pflegerische Standards entwickelt werden, damit die *palliative Pflege*, in England vom Begriff besser mit „palliative care" umschrieben und schon lange etabliert, auch bei uns in Deutschland Anerkennung findet.

Die Pflege von Patienten mit fortgeschrittener Tumorerkrankung ist aber nur ein Baustein in der Begleitung, wichtig ist die multidisziplinäre Zusammenarbeit aller um den Patienten bemühten Personen. In einer solchen Atmosphäre kann Vertrauen entstehen. Dies erleben wir als Pflegende nicht nur im Umgang mit Patienten und Angehörigen, sondern auch im Team. Auf unserer Station ist ein neues Pflegeverständnis- und -bewußtsein gewachsen, das als gleichwertig akzeptiert wird und von gegenseitiger Wertschätzung geprägt ist. Ein häufiges Zitat von Patienten, die auf unserer Station betreut werden: „Das Schöne ist, daß ich hier nicht jedem einzelnen alles erklären muß, hier weiß jeder, was mit mir ist."

Literatur

1. Bienstein C., Fröhlich A (1991) Basale Stimulation in der Pflege. DBfK: Selbstbestimmtes Leben, Düsseldorf
2. Charles-Edwards A (1983) The nursing care of the dying patient Beaconsfield, Bucks (England)
3. Lamerton R (1987) Sterbenden Freund sein. Herder, Freiburg i.B.
4. Twycross RG, Lack SA (1986) Control of alimentary symptoms in far advanced cancer. Livingstone, Edinburgh

Der Patient in der Finalphase

F. Nauck

> Der Augenblick des Todes ist ein sanfter Augen-
> blick des Entschlafens und Nichtmehrwachwer-
> dens; der Stille, die kein Geräusch, der Ruhe, die
> kein irdischer Unfall mehr stört. Auch bei den
> gewaltsamsten Zerrüttungen der Krankheit gehen
> meistens sanfte Minuten oder gar helle und heitere
> Visionen dem Abschied voraus.
>
> Johann Gottfried Herder

Viele Tumorpatienten haben nach oft zahlreichen verschiedenen Behandlungen und langen, progredienten Krankheitsverläufen Zeit, sich
mit der Krebserkrankung, aber auch mit ihrem Tod auseinanderzusetzen.

Dennoch erleben wir häufig, daß uns Patienten sagen: „Vor dem Tod
habe ich keine Angst, aber wie werde ich sterben?" Vielschichtige Ängste
bestehen jedoch nicht nur bei Patienten und Angehörigen, sondern auch
bei Pflegenden und Ärzten vor dem Ablauf der unmittelbaren Finalphase.

Behandlungsziele

Auf unserer Palliativstation unterscheiden wir in der Behandlung 2 unterschiedliche Phasen: die Rehabilitations- und die Finalphase. In der
Rehabilitationsphase wird neben der Schmerztherapie und Symptomkontrolle die Wiederherstellung bzw. Erhaltung der Selbständigkeit und
maximalen Leistungsfähigkeit der Patienten angestrebt. Der Begriff der
Rehabilitation im Zusammenhang mit fortschreitender Tumorerkrankung mag vielleicht verwundern, aber wir wissen, daß selbst dann, wenn
die physische Kraft aufgrund der progredienten Erkrankung abnimmt,
noch ein Spielraum für die Rehabilitation bleibt. Auch ein sterbenskran-
ker Mensch besitzt noch eine maximale Leistungsfähigkeit, die neben der
körperlichen auch die geistige mit einschließt.

Behandlungsziele auf einer Palliativstation

- Rehabilitationsphase:
  - Schmerztherapie und Symptomkontrolle,

- Wiederherstellung bzw. Erhaltung der Selbständigkeit und maximalen Leistungsfähigkeit.
- Finalphase:
  - Schmerztherapie und Symptomkontrolle,
  - angstfreies,
  - schmerzfreies und
  - würdevolles Sterben.

Ziel der Finalphase ist es, den Patienten zu diesem Zeitpunkt ein schmerz- und angstfreies, würdevolles Sterben zu ermöglichen. Dazu ist auch in dieser Phase eine umfassende, individuelle Symptomkontrolle notwendig.

In der Literatur finden sich nicht sehr viele Hinweise zur Qualität der Symptomkontrolle in den letzten Stunden des Lebens [2, 3].

Zufriedenstellende Symptomkontrolle

Wie Tabelle 1 zeigt, versterben die meisten Patienten friedlich. In einer Untersuchung von Saunders [3] aus dem Jahr 1978/79 im St. Christopher's Hospice in London 98%, bei Lichter u. Hunt [2] 1990 91,5%, bei den von uns behandelten Patienten 92%. Dennoch, kann es im letzten Stadium einer terminalen Erkrankung zu Problemen kommen.

Es kann sein, daß
- neue Symptome auftreten, oder
- alte, früher gut kontrollierte Symptome wiederkehren und erneut behandelt werden müssen.

In der Dokumentation der Krankenschwestern unserer Station lese ich öfter: „Der Patient verstarb um 22.30 Uhr ruhig, bei guter Symptomkontrolle im Beisein seiner Angehörigen". Das mag sicherlich für die Zeit

Tabelle 1. Zufriedenstellende Symptomkontrolle in der Finalphase

Autoren	[%]	(n)
Saunders [3]	98	100
Lichter u. Hunt [2]	91.5	200
Nauck u. Klaschik	92	100

unmittelbar vor dem Tod zutreffen, gibt jedoch häufig nicht den Verlauf der gesamten Finalphase wieder.

Aus diesem Grund haben wir bei 100 auf unserer Palliativstation verstorbenen Patienten die letzten 72 h des Lebens retrospektiv mit der Fragestellung untersucht, welche körperlichen Symptome zu diesem Zeitpunkt von uns therapiert wurden und inwieweit bereits eingeleitete therapeutische Maßnahmen geändert werden mußten.

Im Gegensatz zu den Symptomen, die zur stationären Aufnahme der Patienten geführt haben (Tabelle 2), kommt es in der Finalphase (Tabelle 3) zu einer deutlichen Änderung der aufgetretenen Symptome und deren

Tabelle 2. Gründe für stationäre Aufnahme: vom Patienten geklagte Symptome (Mehrfachnennung möglich; n = 290)

Symptom	[%]
Schmerz	91
Schwäche	30
Übelkeit	26
Erbrechen	24,5
Dyspnoe	17,5
Obstipation	16
Kachexie	12
Unruhe/Angst	12
Inappetenz	8,5
Husten	6
Dysphagie	4
Schlafstörungen	1
Psychosoziale	19,5
Sonstige	31

Tabelle 3. Symptome Finalphase; (Mehrfachnennung möglich; n = 100)

Symptom	[%]
Rasseln	49
Unruhe	45
Somnolenz	39
Schmerz	34
Dyspnoe	28
Übelkeit/Erbrechen	19
Andere	22

Häufigkeit. Während bei der stationären Aufnahme Schmerzen, Schwäche, Übelkeit und Erbrechen sowie Obstipation die am häufigsten geklagten Symptome waren, trat in der Finalphase das sog. *Rasseln* beim präfinalen Lungenödem am häufigsten auf. Unruhe und Somnolenz waren weitere oft aufgetretene Symptome. Dyspnoe wurde von 28 % der Patienten geklagt, Übelkeit und Erbrechen waren mit 19 % deutlich geringer als bei der stationären Aufnahme der Patienten.

Wie Tabelle 4 zeigt, verwendeten wir bei 56 % unserer Patienten Scopolamin, überwiegend s.c., aber z.T. auch als Pflaster. Dies wird insbesondere zur Therapie des Rasselns bei präfinalem Lungenödem eingesetzt. Scopolamin als Parasympatholytikum bewirkt eine Reduktion des trachealen Sekrets. Gleichzeitig kommt es zu einem sedierenden Effekt, der in dieser Situation für Patienten und Angehörige eine zusätzliche Entspannung bewirkt. Besteht gleichzeitig eine Tachypnoe, so bringt Scopolamin in Kombination mit Morphin fast immer eine gute Reduktion dieser Symptome. Wir haben aber auch die Erfahrung gemacht, daß manchmal alleine das Lagern des Patienten helfen kann, das präfinale Rasseln zu lindern.

Das nasotracheale Absaugen findet bei uns nur extrem selten Anwendung. Auch in der Finalphase wird dies nur sehr schlecht von den Patienten toleriert, führt eher zu Angst und Unruhe und bringt darüber hinaus oft keinen anhaltenden Effekt. Auf unserer Palliativstation erlebe ich, daß das präfinale Rasseln für die Patienten häufig kein so großes Problem darstellt, da sie zu diesem Zeitpunkt meist nicht mehr bei vollem Bewußtsein sind. Für die Angehörigen ist dieses Symptom jedoch oft kaum auszuhalten. Dann gilt unsere besondere Aufmerksamkeit den Angehörigen, indem wir die Situation erklären und mit ihnen gemeinsam tragen.

Im Gegensatz zu unserem sonstigen Behandlungskonzept verwenden wir in der Finalphase einen verhältnismäßig hohen Anteil an Sedativa.

Tabelle 4. Häufig verwendete Medikamente; Finalphase
(Mehrfachnennung möglich; n = 100)

Medikament	[%]
Scopolamin	56
Rohypnol	40
Diazepam	9
Sonstige	21

Unruhezustände, die sich nicht durch Gesprächsangebote und Zuwendung durchbrechen lassen, können recht gut durch Benzodiazepinpräpa-
rate therapiert werden. Die gute anxiolytische Wirkung einiger dieser
Präparate ist insbesondere nachts, wenn Angst vermehrt auftritt, von
großem Nutzen. In einer Studie von Ventafridda et al. aus dem Jahre
1990 [7] konnte gezeigt werden, daß bei mehr als 50 % der Patienten in
der Finalphase Sedativa zur Symptomkontrolle erforderlich waren.
Wichtig ist es, für diese unruhigen, teils zunehmend somnolenten Patienten da zu sein, z.B. nur bei ihnen zu sitzen und evtl. die Hand zu halten,
um ihnen zu zeigen, daß wir sie auch in dieser schwierigen Phase nicht
alleine lassen.

Die Dyspnoe ist ein von den Patienten sehr gefürchtetes Symptom.
Die Vorstellung, qualvoll zu ersticken, löst verständlicherweise große
Angst und Panik aus, die wiederum die Luftnot verstärkt. Die Ursache
der Dyspnoe ist vielgestaltig. Dazu gehören u.a. Tachypnoe bei verrin-
gerter Atemfläche durch Lungenmetastasen, eine Pleuritis carcinomato-
sa, Pleuraergüsse oder ein ausgeprägter Zwerchfellhochstand. Aber auch
Schmerzen und Angst können eine Dyspnoe auslösen. Die meisten
Patienten lassen sich durch ein ruhiges und sicheres Auftreten, ein
erklärendes Gespräch, frische Luft durch ein geöffnetes Fenster und die
Gabe von kleinen Dosen Morphin, evtl. in Kombination mit Benzodia-
zepinen, rasch gut symptomkontrollieren [6].

Applikation der Begleitmedikamente

Die neuen Symptome, aber auch die Veränderung des Allgemeinzustan-
des der Patienten erfordern häufig eine Umstellung der Medikation in
der Finalphase (Abb.1, [5]). Dies ist z.T. nur für kurze Zeit vor dem
Versterben notwendig. Das beinhaltet neben einer nun häufigeren paren-
teralen Gabe (s.c. oder i.v.), auch das Absetzen einer nun nicht mehr
zwingend erforderlichen Medikation, wie z.B. herzwirksame Medikamente, Antidepressiva, Antibiotika, aber auch die gegen die Tumorerkrankung eingesetzten Hormon- und Chemotherapeutika. Im Gegensatz
zu den Symptomen bei der stationären Aufnahme traten in der Finalphase, sowohl in Ruhe als auch bei Belastung und Bewegung der Patienten
z.B. beim Lagern nur noch bei 34 % der Patienten Schmerzen auf. Auch
in der Finalphase ist eine regelmäßige Überprüfung und Anpassung der
Schmerztherapie für eine ausreichende Schmerzlinderung erforderlich
[1]. Bei 52 % der von uns behandelten Patienten traten Änderungen des
Schmerzniveaus auf, die eine Anpassung der Opiatdosierung erforderlich
machten.

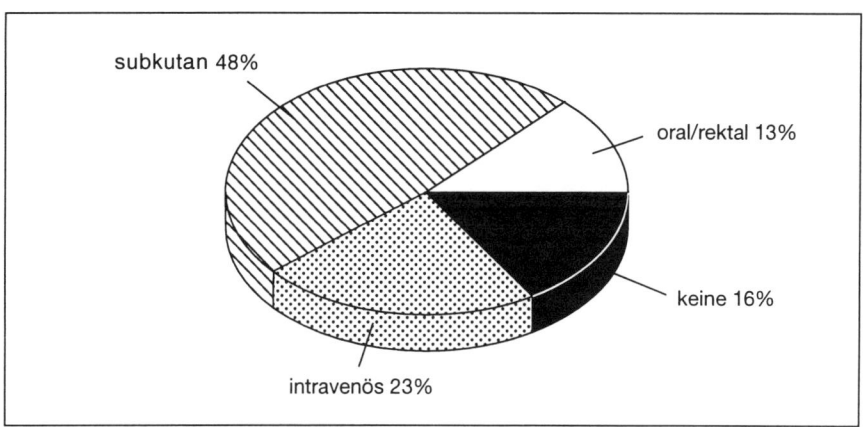

Abb. 1. Applikation der Begleitmedikamente Finalphase (n = 100)

Tabelle 5. Starke Opioide; Finalphase (n = 100); Vergleich zur Vorbehandlung

Opioiddosierung[a]	[%]
Dosissteigerung	35
Dosisreduktion	17
Gleiche Dosis	48

[a] Bei 3 Patienten wurden die Opiate abgesetzt.

Starke Opioide

Wie in Tabelle 5 zu sehen, war bei 35 % der Patienten eine Dosissteigerung aufgrund zunehmender Schmerzen, bei 17 % jedoch eine z.T. deutliche Dosisreduktion erforderlich. Bei 3 Patienten wurden die zuvor eingesetzten Opiate abgesetzt.

Gabe der Analgetika (WHO-Stufenschema)

Insgesamt benötigten 91 % der Patienten in der Finalphase Analgetika (Abb. 2), davon erhielten 4 % nur Nichtopioide (NO), 50 % erhielten weiterhin NO und starke O, bei 46 % war die alleinige Gabe von starken Opioiden ausreichend, um eine effektive Schmerzlinderung durchzuführen. Dadurch ließ sich die Durchführung der Schmerztherapie für unsere Patienten vereinfachen.

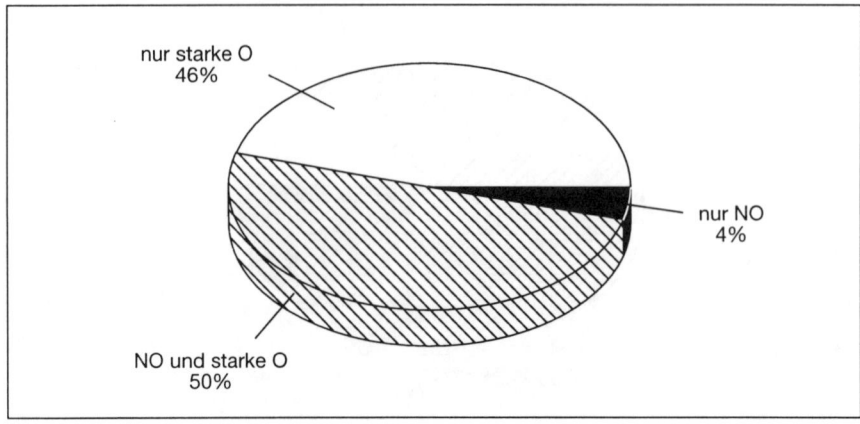

Abb. 2. Gabe der Analgetika; WHO-Stufenschema; Finalphase (n=91) (*NO* Nicht-opioide, *O* Opioide)

Tabelle 6. Häufig verwendete Analgetika; Finalphase
(Mehrfachnennung möglich; n = 100)

Medikament[a]	[%]
Morphin	91
Novalgin	46
Froben	4

[a] 4% der Patienten erhielten Opiate wegen Dyspnoe.

Häufig verwendete Analgetika

Tabelle 6 zeigt, daß 91 % unserer Patienten in der Finalphase Morphin erhielten. Bei 4 % von diesen lagen keine Schmerzen vor. Sie erhielten die Opiate ausschließlich aufgrund einer Dyspnoe.

Novalgin als häufigstes Nichtopioid erhielten 46 % der Patienten.

Applikation der Analgetika

Auch bei den Analgetika war z.B. bei zunehmendem Bewußtseinsverlust, Schluckstörungen oder anhaltendem Erbrechen bei Subileussymptoma-tik die Umstellung der Applikationweise erforderlich (Abb. 3). 40 % der

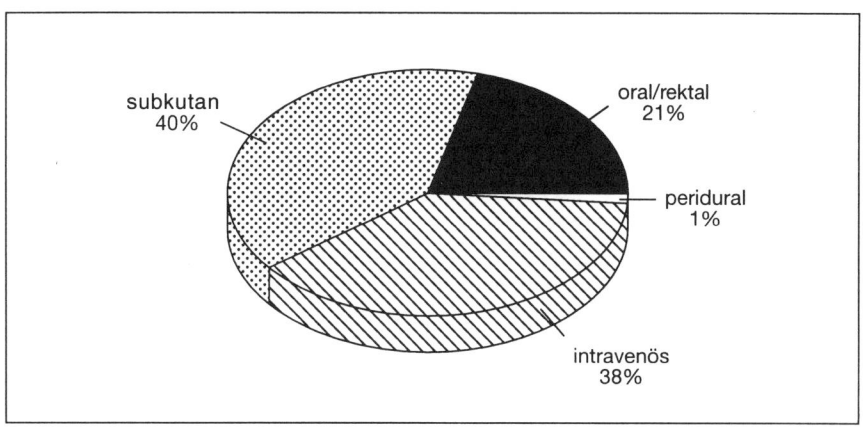

Abb. 3. Applikation der Analgetika; Finalphase (n = 91)

Patienten erhielten die Analgetika nun s.c., 38 % intravenös und nur 1 % peridural. Bei 21 % der Patienten war es möglich, die Analgetika bis zuletzt oral oder rektal als Suppositorien zu verabreichen.

Obwohl auch die neu aufgetretenen Symptome durch konsequenten Einsatz von Begleitmedikamenten überwiegend gut therapiert werden konnten, war aber in 8 % der Fälle eine zufriedenstellende Symptomkontrolle nicht möglich.

Unzufriedenstellende Symptomkontrolle

Diese Patienten verstarben an Blutungen (Tabelle 7), respiratorischen Komplikationen oder Regurgitation. Bei einem Patienten traten unmittelbar vor seinem Ableben nur schwer beherrschbare Schmerzen auf.

Zusammenfassend kann man sagen, daß die Finalphase ein dynamischer Prozeß ist, der vielschichtige neue Symptome und Probleme aufweisen kann. Patienten in der Finalphase erfordern von uns weit mehr als eine gute Schmerztherapie und Linderung der anderen Symptome, so wichtig dies auch ist. Nur durch das Angebot von Gesprächen, menschlicher Zuwendung und dem Erklären von Symptomen können wir den Patienten zeigen, daß wir sie auch im Sterben nicht allein lassen [4].

Durch unser ärztliches Wissen und menschliches Handeln sowie die Bereitschaft zur Teamarbeit läßt sich auch in dieser Phase bei über 90 % der Patienten eine gute Symptomkontrolle erreichen.

Tabelle 7. Unbefriedigende Symptomkontrolle; Finalphase (n = 100)

Symptom	[%]
Blutungen	2
Respiratorische Probleme	2
Regurgitation	2
Schmerz	1
Unruhe	1

Literatur

1. Grond S, Zech D (1991) Anpassung der Schmerztherapie im Verlauf fortgeschrittener maligner Erkrankungen. Anästhesist [Suppl 1] 40: 117
2. Lichter I, Hunt E (1990) The last 48 hours of life. Palliat Care 6:4, 7–15
3. Saunders C (1989) Pain and impending death. In: Wall PD, Melzack R (eds) Textbook of pain, 2nd edn. Livingstone, Edinburgh pp 624–631
4. Schara J. (1988) Gedanken zur Betreuung terminal Kranker mit Krebsschmerz. Schmerz 2: 151–160
5. Twycross RG, Lack SA (1984) Symptom control in far advanced cancer: Pain relief. Pitmann, London, p 305
6. Twycross RG, Lack SA (1990) Therapeutics in terminal cancer. Churchill Livingstone, New York
7. Ventafridda V, Ripamonti C, De Conno F, Tamburini M (1990) Symptom prevalence and control during cancer patients' last days of life. J Palliat Care 6/3: 7–11

Palliativstation – Erfahrung aus der Sicht eines Angehörigen

D. Zirwes

Nichts wird so sehr verdrängt aus dem Bewußtsein des Menschen wie der Tod. Obwohl das Ableben ein natürlicher Vorgang ist, ist das Thema bei den meisten von uns tabu. Das ist auch gut so, denn das Leben ist sehr schön.

Doch plötzlich wird das Leben auf den Kopf gestellt. Eine geliebte Person bekommt die niederschmetternde Nachricht, an einer unheilbaren gräßlichen Krankheit zu leiden. Der Zeitpunkt des *Abschiednehmens* ist greifbar näher gekommen, völlig unvorbereitet für die betroffene Person und die Angehörigen. Zunächst sind alle schockiert, fassungslos und den Emotionen ausgeliefert. So unüberwindbar die Hürde zunächst erscheint, so muß jeder auf seine Art mit dieser neuen Situation fertig werden. In der folgenden Zeit befindet man sich in einem Strudel der Gefühle. Fassungslosigkeit, Verzweiflung und Hoffnung wechseln sich ab. Noch wird in Richtung Medizin geschielt. Vielleicht hat man sich ja getäuscht. Vielleicht gibt es noch eine Hilfe. Nach und nach wird auch dem Laien klar, daß die Medizin keine Berge versetzen kann. Es gilt, sich mit der neuen Situation abzufinden. Zu akzeptieren. Aber wie?

In dieser, für alle Beteiligten sehr fordernden Zeit haben wir das Glück, von der Palliativstation im Malteser Krankenhaus hier in Bonn zu erfahren. Palliativ? Wie bitte? Nie gehört! Nach einer ersten Kontaktaufnahme kommt es wenige Tage später zur stationären Aufnahme. Zunächst herrscht etwas Skepsis, bald jedoch ist das Eis gebrochen. In den darauf folgenden Tagen ist es schon imponierend zu erleben, wie die einzelnen im Palliativteam auf die Sorgen und Belange des Patienten und der Angehörigen aufgeschlossen und verständnisvoll eingehen.

Die Palliativstation wirkt wie eine Insel der Geborgenheit und des menschlichen Beistands. Man spürt: hier steht der Mensch im Mittelpunkt! Keine Spur von piepsenden Apparaten, sterilen Schläuchen und einer Medizinersprache, die den Laien eher verwirrt als aufklärt; nur das absolut Notwendige an Medikamenten, um die Symptome der Krankheit zu lindern.

Hier ist einfach alles ganz anders! Sehr bald entsteht der Eindruck, man wird in eine große intakte Familie integriert, sowohl Patient als auch Angehöriger. Zu jeder Zeit steht selbstverständlich der kranke Mensch im Zentrum des Geschehens. Alles scheint sich wie ein Uhrwerk nur um den einen Menschen zu drehen, um den Aufenthalt so angenehm wie möglich zu gestalten. Dabei genießen alle Patienten die uneingeschränkte Aufmerksamkeit der Palliativmitarbeiter. Dies klingt beinahe wie aus einem Werbeprospekt für einen Kuraufenthalt. Es ist aber diese angenehme Atmosphäre, primär ausgehend vom Palliativteam, die dazu beiträgt, daß ein vertrauensvolles, offenes und ungezwungenes Verhältnis sich entwickeln kann. Die aufopferungsvolle und einfühlsame Art der Teamangehörigen im Umgang mit dem kranken Menschen und dessen Angehörigen wird sehr taktvoll praktiziert. Nach und nach wird man zu einer Einheit. Die ganz große Angst vor dem Tod wird einem genommen.

Auch nachdem der Patient wieder in seine gewohnte häusliche Umgebung entlassen worden ist, besteht weiterhin ein Gefühl der Verbundenheit. In seiner Konfrontation mit dem Tod fühlt sich der Patient nicht allein gelassen. In meinem authentischen Fall führte die neu gewonnene Lebensqualität zu einer nervlichen Entspannung innerhalb der Familie. Durch die Schmerzlinderung fühlte sich die Patientin bedeutend wohler und nicht mehr so stark durch die Krankheit beeinträchtigt. Die neue Lebensfreude, auch wenn nur von kurzer Dauer, war auch für die Angehörigen äußerst erfreulich anzusehen.

Fazit: Die positiven Akzente, die von dem Palliativteam gesetzt wurden, strahlen auch über die Stationsgrenzen hinaus in die Familie hinein. Irgendwann muß die Station wieder aufgesucht werden. Es ist zwar ein schwerer Gang, aber die positiven Erfahrungen machen diesen Schritt wesentlich leichter. Durch die wohnliche Gestaltung der Krankenzimmer und des Aufenthaltsraums besteht eine gewisse vertraute Gemütlichkeit, zu der man bereit ist zurückzukehren. In einer Atmosphäre frei von jeglicher Hektik keimt eine angenehme Ruhe. Der Tagesablauf kann individuell frei gestaltet werden. Das Palliativteam paßt sich diesem Rhythmus nahtlos an; so entsteht auch eine Ausgelassenheit, die vorübergehend die Krankheit vergessen läßt. Eine schöne Entspannung, eben Lebensqualität!

Und daß Lebensqualität für den Patienten im Mittelpunkt der Palliativbewegung steht, ist immer spürbar.

Es gibt keine Berührungsängste!

Ein Beispiel hierfür: Selbstverständlich konnte mein kleiner Sohn uneingeschränkt seine Großmutter besuchen. Hierüber hat sie sich immer sehr gefreut. Auch die anderen Patienten konnten an der „mitgebrachten" Lebensfreude teilhaben.

Es ist kein Widerspruch, wenn Ableben und Lebensfreude aufeinander prallen. Ganz im Gegenteil, durch die positive Einstellung wird der Patient nicht mit seiner Krankheit isoliert, sondern die natürliche Bindung zur Familie wird gestärkt.

Es lohnt sich, für den Tag zu leben!

Besonders in der Finalphase der Krankheit sind die psychischen und sozialen Hilfen aller Palliativangehörigen von unschätzbarem Wert und erleichtern somit die schweren Stunden. Die aufopferungsvolle und niemals aufdringliche Art des Palliativteams ist außerordentlich sympatisch. Nichts ist zuviel. Nichts ist unmöglich. Nichts wird unversucht gelassen. Das Wort *Nein* ist verpönt. Besonders der kranke Mensch spürt diesen menschlichen Umgang. Er fühlt sich nicht abgeschoben und nicht in seiner Würde herabgesetzt. Immer hat jemand im Team Zeit und ein Ohr für die Sorgen und seelischen Probleme des Patienten. Das Selbstwertgefühl des Patienten wird gestärkt. Immer wieder nimmt man sich Zeit für die Angehörigen. Mal beratend, mal initiativ, mal unterstützend, mal einfach als Zuhörer. In einer Zeit, in der man sich auf das *Abschiednehmen* vorbereiten muß, ist es eine Wohltat, solche Menschen zu kennen.

Für die Zukunft hoffe ich, daß die Palliativmedizin uneingeschränkt Anerkennung findet und nicht durch kühle Bürokratie gehindert wird, schwerstkranken Menschen ein würdevolles Ableben zu ermöglichen. Zu diesem Thema finde ich Artikel 1 Absatz 1 des Grundgesetzes für die Bundesrepublik Deutschland mehr als passend:

„Die Würde des Menschen ist unantastbar. Sie zu achten und zu schützen ist Verpflichtung aller staatlichen Gewalt."

Ich habe die Palliativstation als Herberge kennengelernt, wo Menschlichkeit wirklich gelebt wird.

Trauerbegleitung – Trösten kontra „Zu-spruch"

M. Müller

Der Umgang mit Trauer sei wie der Tod in unserer Gesellschaft tabuisiert, so eine vielzitierte These, der gerne und schnell zugestimmt wird.

Dieser Behauptung entgegen steht allerdings das große öffentliche Interesse an Fragen im Umkreis von Tod und Trauer. Wenn man die vielen Buchveröffentlichungen, Fernsehsendungen, Veranstaltungsreihen und Diskussionsabende zum Maßstab nimmt, dann fällt es schwer, die These zu glauben. Damit ist aber nichts über die *Art* der Auseinandersetzung mit Trauer gesagt. Es ist im Gegenteil als Seismograph einer gesellschaftlichen Haltung anzusehen, daß – je mehr über ein Thema gesprochen oder geschrieben wird – der persönliche, spontane, direkte, nichtreflektierte Umgang damit erhärtet ist und selten wird.

Trauer beginnt in dem Moment, in dem der Patient und/oder Angehörige erfährt, daß er nicht mehr gesund werden wird. Sobald jemand erkennen muß, daß ihm bald ein Teil seines Lebens (Fähigkeiten, Wünsche, Pläne, Lebensumfelder, ein Mensch) entrissen werden wird, beginnt ein langer Trauerprozeß, der sich in erkennbaren Stufen vollzieht. Dieser Prozeß *kann und darf nicht* unterbrochen, verkürzt oder gar gestoppt werden.

So scheinen auf den ersten, unvoreingenommenen Blick palliative Therapie auf der einen Seite und Trauerbegleitung auf der anderen Seite kontraindiziert. Patienten und Angehörige, die eine palliative Einheit aufsuchen, erwarten, daß es ihnen *besser* geht, Symptome, Schmerzen und Leid genommen werden und eine Zunahme des *Sichschlecht*fühlens verhindert wird. Während diesem Wunsch seitens Medizin und Pflege voll Rechnung getragen wird und eindrucksvolle Ergebnisse erzielt werden, wird aber der Therapeut oder Seelsorger oder ein anderer Begleiter dem Streben des Trauernden, endlich und schnell emotionale Empfindungslosigkeit, Ruhe und Ende seiner leidvollen Trauer zu erreichen, nicht – jedenfalls nicht so – nachkommen. Zwar wird er den Wunsch verstehen, aber nichts unternehmen, den Trauerprozeß zu verkürzen oder gar abzubrechen, wohlwissend, daß das hieße, einen *Lebens*prozeß zu verhindern, was fatale Folgen haben könnte.

Er wird dem Trauernden keinen Zuspruch leisten im Sinne von: etwas zumachen, schließen, bedecken. Das westgermanische Verb sprechen, (altdeutsch: sprehhan, altenglisch: sprecan) hat enge Sprachverwandtschaft mit dem altisländischen und schwedischen spraka, was prasseln, niederhämmern heißt.

An der Lautmalerei ist die Gefahr eines solch laut überdeckenden Zuspruchs deutlich. Solche Trauerbegleitung gäbe dem Trauernden zwar Hinweise auf Lebensinhalte, Sinnorientierungen, Möglichkeiten der Bewältigung; eine wahre Flut von Ratschlägen verhieße das baldige Ende des Traurigseins, ließe dem Betroffenen aber keinen Raum für das eigene Tempo des Verlaufs und den individuellen Angang seiner Traueraufgaben.

So sprechen wir auch heute nicht mehr so gern von den präzise herausgearbeiteten Trauerphasen wegen der Gefahr ihrer passivierenden Wirkung, sondern lieber von den zuerst durch Spiegel [8] dargelegten 8 Aufgaben, die sich dem Trauernden stellen. Sie geben dem Freudschen Begriff der Trauer*arbeit* Berechtigung und entmündigen den Trauernden nicht, sondern aktivieren seine Kräfte.

Um einen *normalen* Trauerablauf zu gewährleisten, muß der Trauernde eine Reihe von Aufgaben lösen, die sich zusammenfassend beschreiben lassen als

– Auslösung der Trauer (nicht etwa: Auflösung),
– Strukturierung,
– Anerkennung der Realität,
– Entscheidung zur Neuorientierung,
– Aussprechen von gesellschaftlich unakzeptablen Gefühlen und Erfahrungen,
– Bewertung des Verlusts.

Schon bei der ersten Traueraufgabe verspüren wir als Begleiter Hemmungen, da wir nicht sicher sein können, wo der Zusammenbruch der psychischen Organisation und seiner Daseinswelt enden wird.

Manchmal erleben wir eine sehr schnelle Akzeptanz beim Betroffenen und gestehen uns aus Erleichterung nicht ein, es hier möglich mit einer Vermeidung von Trauer zu tun zu haben.

Auch bei der Entscheidung zur Neuorientierung, in dem sich dem Trauernden die Frage stellt, ob es nicht leichter sei, die Anstrengungen der Bewältigung aufzugeben, oder im Ausdruck der Fülle sog. negativer Gefühle, die im starken Maße Emotionen frei setzt, kommen die Krisenagenten („care giving agents") – wie Spiegel die Begleiter nennt – an die Grenze ihrer menschlichen Fähigkeiten, da sie immer gleichzeitig mit eigener Sterblichkeit und Trauer konfrontiert werden.

Dennoch darf der Begleiter nicht versuchen, es sich oder dem Patienten einfach zu machen. Er vermeidet das Erfahren des Schmerzes nicht, sondern trägt es gemeinsam mit dem Trauernden. Er versucht nicht, einen unbedingt positiven Abschluß herbeizuführen, sondern erträgt auch die Schattenseiten. Er ist sich bewußt, daß er den zentralen und wichtigen Wunsch – gesund zu werden oder seinen Angehörigen zu behalten – enttäuschen muß.

Er ist sich seiner eigenen Belastungen bewußt und sorgt für sich, damit er Kraft behält, für alle Prozesse offen zu sein. Dazu gehören Psychohygiene, ständige Supervision und Rückzugsmöglichkeiten. Er hat sich durch Selbsterfahrung und eigene Begleitung mit den eigenen Trauererfahrungen auseinandergesetzt und weiß sie von denen der zu Betreuenden zu trennen.

Trösten nun bedeutet: dem in Trauer Befindlichen bei der Bewältigung dieser Aufgaben zur Seite stehen, all seinen widersprüchlichen Gefühlen und einander ablösenden Reaktionen Raum, Berechtigung und die Bewertung von Normalität zu geben, bestenfalls den Prozeß zu katalysieren.

Auch hier hilft der etymologische Rückbezug weiter: Trost und Trust haben den gleichen Wortstamm und gehören mit dem gotischen *trausti* (Vertrag, Bündnis), dem altisländischen *traustr* (stark, fest) und dem althochdeutschen *fertrosten* (Bürgschaft leisten), zur Familie des neuhochdeutschen Wortes *treu* (zuverlässig, ehrlich, echt, stark, wahrhaftig, innerlich fest). In diesem Sinne und des Wortes bester Bedeutung von trösten als be*treuen* wird die Arbeit einer guten Trauerbegleitung deutlich.

In einem Brief an Felice beklagt der lungenkranke Kafka [3] die „Vertreibung des Trostes aus den Kliniken" und definiert Trösten als „eine den Kranken empfindende und seine Empfindungen mitteilende Menschlichkeit."

Sehr klar stellt Menne [4] die Verbindung zwischen Trost und Wirklichkeitsbejahung her.

„Der Trost liegt in der Behauptung der Wirklichkeit der Ordnung und der Ordnung der Wirklichkeit".

Als Beispiel ist das Bild einer Mutter zu nennen, die ihr Kind beruhigt, weil es sich ängstigt oder verletzt hat. Die Geste ist ein Berühren oder Umarmen des Kindes, und die grundlegende, sie begleitende Aussage lautet: „Es ist alles in Ordnung".

Wir kennen auch andere elterliche Trostversuche und erleben sie als Perversion: das Kind erhält umgehend ein Bonbon oder wird angehalten, den *bösen* Stuhl, an dem es sich gestoßen hat, zu schlagen.

Die erst genannte Gebärde mütterlichen Trostes aber sagt: Es ist in Ordnung. Deine Fragen, deine Angst, dein Schmerz sind in Ordnung.

Darin unterscheidet sich Trösten von Vertrösten: Vertrösten möge ein Form der Hilfe leisten, in der ein Leiden im Hier und Jetzt zu mindern gesucht wird, Trost aber ist beruhigende Zuwendung in einer Lage, die in Wirklichkeit keine Erwartungen und Hoffnungen zu hegen erlaubt, in der man sich aber auch Lügen und Täuschungen versagt.

Trauernde werden in einer solchen Begleitung verstehen, daß ihr Zustand – sofern er keinen komplizierten Verlauf nimmt, was aber meist auf Verhinderungs- und Verkürzungstendenzen zurückzuführen ist – *keine behandlungsbedürftige* oder gar *zu heilende Krankheit* ist. Hier berühren sich dann, wenn auch erst auf den zweiten Blick, die gemeinsamen Ansätze der palliativen Therapie und der trostvollen Trauerbegleitung. Es geht hier nicht um den Ansatz von Heilung oder abruptes Beenden von Leiden, wie gewisse Zeitströmungen es propagieren mögen, sondern um Beistand und Linderung. Betrachtet man auch bei diesem letzten Wort den Stamm (lind, mild), wird durch den Ausdruck des Weichen, Zarten und Vorsichtigen die Qualität eines solchen Beistands deutlich.

Ganz im Gegensatz zu den auch so genannten aggressiven Therapien spielt bei der Palliativmedizin und einer so verstandenen Trauerbegleitung das Lassen und Zulassen eine bedeutsame Rolle.

An diesem Punkt wird der oft genannte Paradigmenwechsel in Medizin, Psychologie und Technik deutlich und glaubhaft: hier geschieht der Schritt vom Glauben an eine mechanistische Wirksamkeit, an das All-Machbare [7] zum Vertrauen in eine neue Systemlehre, in der die Selbstorganisation und die sie bestimmenden Energien zentrale Bedeutung haben. Hier weicht der „Gotteskomplex" [6] einer Anerkenntnis von Leid und abschiedlicher Lebensorientiertheit.

Als „Gotteskomplex" bezeichnet Richter ein Denken, in dem der Versuch unternommen wird, nach Aufkündigung eines blinden Gehorsams Gott gegenüber dessen Größe und Kraft für sich selber einzufangen und sich mit Allwissenheit und Allmacht zu identifizieren.

Gerade im Umgang mit Leid und Trauer begegnen wir diesem Komplex in allen gesellschaftlichen Bereichen.

Er äußert sich als Leidensvernichtung, d.h. man versucht, das Leiden als ein von außen gemachtes Übel zu vernichten (Verwandlung von Leiden in Haß, Urheberdenken), als Leidensflucht, d.h. man verfolgt eine

Strategie der Vermeidung und Verleugnung oder Verschleierung (Beschönigung z.B. in der Sprache, so spricht man nicht mehr von Obdachlosensiedlungen sondern von sozialen Brennpunkten etc.) und zuletzt als Leidensverachtung, d.h. man versucht, sich über das Leiden zu erheben, es zu überwinden, dazu gehören alle *vorschnellen* Jenseitsberuhigungen (Berichte Reanimierter oder auch die heroisch–christliche Todesüberwindung: der Tod hat keinen Stachel mehr!)

Die Bejahung des Sterbens ist Bedingung für den Untergang des „Gotteskomplexes" und die Gewinnung eines menschlichen Maßes zwischen Ohnmacht und Allmacht.

Wer sein Leben als Kreis begreifen und darin alle Phasen gleichermaßen bejahen kann, gewinnt damit ein neues Verhältnis zu dem Gegensatz von Größe und Kleinheit, von Macht und Leiden.

Er muß nicht infolge eigener Leidensunfähigkeit nach teuflischen Leidensurhebern fahnden oder das Leid an Schwache delegieren, es durch Surrogatbefriedigung betäuben oder über kompensatorisch bekämpfen.

Diese Umorientierung kann der einzelne nicht allein zustande bringen.

Man kann sich die Überwindung des „Gotteskomplexes" als gemeinsamen Prozeß vorstellen: der einzelne kann durch offene Anteilnahme an fremdem Leid und fremder Schwäche lernen, seine eigene Schwäche zu tragen. Das Akzeptieren der eigenen Schwäche stärkt wiederum als Voraussetzung die Möglichkeit, sich fremder Schwäche zuzuwenden.

So können Palliativstationen und Hospize zu Zentren werden, von denen eine große gesellschaftsbildende Wirkung ausgeht.

Und spricht Mitscherlich [5] von der kollektiven Hemmung zu trauern, und sagt Dunde [1]: „Die Unfähigkeit zu trösten hängt an der Unfähigkeit zu trauern", so bedeutet dies, daß wir uns – statt vordringlich und einseitig auf das Trösten anderer – auf die eigene Trauerfähigkeit besinnen und diese wieder neu beleben, wenn sie nicht erst lernen müssen.

Das Zulassen unserer Fragen, Ängste und aller Gefühle, auch der sogenannten negativen, ist ein erster Schritt zur Ermöglichung von Trauer. Bis wir dieses Zulassen und gleichzeitig Loslassen wieder verinnerlichen, erkennen wir, daß wir nach Fromm [2] noch immer stark in der Existenzweise des Habens leben, in der Angst, Erworbenes zu verlieren. Das Leben wird als Besitz erachtet. Diese Erkenntnis sollte uns befähigen, „das Haben zu verringern und im Sein zu wachsen".

So gesehen sind überall da, wo nach palliativen Gesichtspunkten gearbeitet wird, nicht nur neue Zentren der Medizin, sondern bedeutsame Zellen für ein neues philosophisches und soziologisches Weltbild entstanden.

Literatur

1. Dunde SR (1079) Trösten – nichts für Männer. In: Publik-Forum-Extra: Trauern und Trösten. Publik-Forum-Verlagsges., Oberursel
2. Fromm E (1979) Haben oder Sein. Dt. Taschenbuch, Frankfurt am Main
3. Kafka F (1967) Briefe an Felice Bauer und andere Korrespondenz. Fischer, Frankfurt am Main, S 83f.
4. Menne FW (1984) Die Verelendung des Trostes in unserer Gesellschaft. In: Becker P, Eid V (Hrsg) Begleitung von Schwerstkranken und Sterbenden. Matthias Grünewald, Mainz, S 130–146
5. Mitscherlich A (1967) Die Unfähigkeit zu trauern. Grundlagen kollektiven Verhaltens. Piper, München
6. Richter HE (1979) Der Gotteskomplex. Rowohlt, Hamburg
7. Schmidbauer W (1986) Die subjektive Krankheit. Rowohlt, Hamburg
8. Spiegel Y (1973) Der Prozeß des Trauerns. Analyse und Beratung. Kaiser, München

Versorgungskette Schwerstkranker

F. Rest

Die Themenformulierung *Versorgungskette Schwerstkranker* hätte auch mit einem Fragezeichen versehen werden können, denn 2 einander ausschließend, bekämpfend oder doch abgrenzend gegenüberstehende Modelle zur Sicherstellung einer bruchlosen Versorgung Schwerkranker, Sterbender und ihrer Angehörigen kristallisieren sich seit ca. 20 Jahren wissenschaftlicher und praktischer Arbeit heraus, spätestens jedoch seit 1985 und unter dem Druck der *Grenzen des Wachstums der Gesundheitsversorgung* in der (neuen) Bundesrepublik, Sie sind unter den Zentralbegriffen *Kette* bzw. *Netzwerk* zu beschreiben. Das Fragezeichen würde die *Versorgungskette* als die angeblich beste der möglichen Versorgungsorganisationen wieder in Frage stellen.

Als *Schwerstkranke* und Sterbende sind in diesem Zusammenhang die aus der kurativen Medizin mit terminaler Diagnose Entlassenen zu bezeichnen, also Patienten der terminalen, palliativen und Hospizpflege. Besondere Sorge machen jene Patienten, die nicht im Krankenhaus oder einer anderen beschützenden Versorgung untergebracht werden bzw. untergebracht werden können. Dazu gehören insbesondere die sog. Austherapierten, die Aids-Patienten im Endstadium des Vollbilds, viele Alterspatienten, sterbende Suizidale, sterbende Psychiatriepatienten, darunter auch viele Patienten der Gerontopsychiatrie.

Nun haben sich im organisatorischen Zusammenhang mit der Deutschen Krebshilfe für alle Formen des Tumorschmerzes im Endstadium die sog. Palliativstationen gebildet, die in das System der Krankenhausversorgung eingebunden sind, weil für sie der medizinische Dienst und die Symptomkontrolle als Strukturmerkmale anzusehen sind. Im Zusammenhang mit diesen Palliativstationen sind seit 1985 Hausbetreuungsdienste und ein Hospizdienst entstanden, die sich als Glieder einer Weiterversorgung des Patienten über den stationären Aufenthalt hinaus und parallel zu diesem verstehen. Der Palliativpatient durchläuft also eine Kette, wobei sich sein Sterben an allen Versorgungsgliedern vollziehen kann. Außerordentlich heftig verteidigen die am Krankenhaussystem Orientierten, daß „die Fäden hospitalisiert werden sollen, also im Krankenhaussystem zusammenlaufen". Das Modell der Versorgungskette dient der klinischen Kontrolle und ist also ausdrücklich auch dazu vorgesehen, daß die Versorgung nicht von den ambulanten Diensten und von niedergelassenen Ärzten dominiert wird.

Unabhängig vom Krankenhaussystem ist bereits ein Netzwerk unterschiedlicher ambulanter Dienste und kleiner selbständiger Versorgungseinheiten in der Form ambulanter und *stationärer* Hospize entstanden, die intensive Rückbindungen mit den verschiedenen Selbsthilfegruppen [1] mit der Heimpflege, den niedergelassenen Ärzten, der Kurzzeitpflege, dem System pflegender Angehöriger und den Sozialistationen halten und fördern. Hier, so konnten wir in einer umfangreichen Untersuchung für Nordrhein-Westfalen feststellen [13], ist die Versorgung weniger spannungsreich als in der *klassischen* Versorgungskette, die als im *Diktat des klinischen Systems* stehend empfunden wird. Das Netzwerk gilt als dem *Zuhause* näher, die pflegerischen Kompetenzen ernster nehmend, aber auch dadurch als *wärmer* und der Psychohygiene des Sterbens angemessener, da in ihm auch die unorganisierbare Ehrenamtlichkeit bei Sitzwachen, Besuchsdiensten u.a. einen Stellenwert hat.

Eine einseitige Festlegung künftiger Versorgung auf die klinische Kette würde z.B. dazu führen, daß Sozialstationen und sogar Geschäftsstellen von Selbsthilfeorganisationen im jeweiligen Krankenhaus räumlich vertreten sind und Teile ihrer Arbeiten über die Krankenhausfinanzierung abwickeln. Klinische Krankenpflege und ausgelagerte Krankenpflege würden ggf. sogar von derselben Geschäftsstelle organisiert, abgewickelt und abgerechnet. Die Selbständigkeit und damit die wirkliche Patientennähe ginge für den Bereich angemessener Sterbebegleitung verloren. Eine Fixierung auf das Netzwerk im gekennzeichneten Sinne könnte demgegenüber zu einer Vernachlässigung der qualifizierten Symptomkontrolle und Schmerztherapie führen, mindestens solange diese noch ungenügend durch die praktischen Ärzte sichergestellt werden. Die einzelnen Glieder der Versorgung verändern ihren Charakter und ihr Selbstverständnis je nach der Zuordnung zur Kette bzw. zum Netzwerk, wenn die Kette als *verlängerter Arm der Institution*, das Netzwerk dagegen als Beitrag zur Entinstitutionalisierung verstanden wird. Palliativstationen und Hospize können z.B. als Einrichtungen der Endversorgung interpretiert werden oder als Übergangs- oder Half-way-Häuser. Es kommt sehr auf die Prioritäten beim Versorgungsziel an, das sich die jeweiligen Glieder setzen: wollen sie eine Optimierung der medizinischpflegerischen Versorgung oder eine Reintegration des Schwerkranken in die *normalen* Wohn- und Lebensverhältnisse. Danach richten sich dann

auch die Leistungsmerkmale. Als Übergangseinrichtung liegt das Sterbe-
ziel gewissermaßen außerhalb der eigenen Mauern; dann preist die
Station auch eine evtl. erreichte Verkürzung der stationären Aufenthalts-
dauer. Als letzter Lebensort benötigt die Station bzw. das Hospiz Versor-
gungsmöglichkeiten für das soziale System des Patienten (Familie,
Freunde, Trauerarbeit, Einplanung des Systems in den Pflegeprozeß
usw.).

Im Rahmen der *Psychiatriereform* seit Ende der 60er Jahre wurden
Überlegungen zum Netzwerk einer gemeindenahen und bedarfsgerech-
ten Versorgung angestellt [2, 5]. Einige der Erfahrungen lassen sich
parallel verfolgen, zumal im Zusammenhang mit der Hospizbewegung
seit 1967 in Großbritannien. Der Weg von der undifferenzierten und
zentralistischen Station innerhalb bzw. in Abhängigkeit von klinischer
Versorgung zu den Mikrokosmen kleinster Einheiten mit Sozialstationen und niedergelassenen Ärzten bis hin zum Sterben in eigener Privat-
heit und Intimität ist hier vorgezeichnet; die individuellen und privaten
Bedürfnisse erhalten Priorität vor institutionellen Bedürfnissen. Die
Psychiatriereform hat vorexerziert, wie das Leben an die Gemeinde
zurückgegeben werden kann durch Dezentralisierung. Gerade im ländli-
chen Bereich besteht noch ein Versorgungsnetz für Schwerkranke, das
droht, von institutionellen Gebilden aufgelöst zu werden. Hier besteht
ein Unterschied zur Psychiatriereform, wo die dezentralen Mikrokosmen erst noch aufgebaut werden mußten. Palliativstationen und stationäre Hospize dürften nur als komplementäre Einrichtungen im Netzwerk verstanden werden, nicht jedoch als das *Schloß an der Versorgungskette.*

Wir übernehmen gewissermaßen 3 Prinzipien aus der Psychiatriereform: die Gemeinde- und Wohnungsnähe, die Bedarfsgerechtigkeit und
die bedarfsgerechte Koordination. Unter Bedarfsgerechtigkeit verstehen
wir die zunehmende Planung innerhalb der landesweiten Versorgung,
damit nicht nur der regionale Bedarf gestillt wird. Der bisherige *Wild-
wuchs* hat z.B. dazu geführt, daß der Köln-Bonner Raum bereits über
3 Palliativstationen, 2 stationäre Hospize, mehrere Hausbetreuungsdienste und stationär ausgestattete Selbsthilfegruppen verfügt, während das
Ruhrgebiet bislang nur an seinen Rändern vergleichbare Einrichtungen
hat. Bedarfsgerechtigkeit entsteht auch dadurch, daß künftiger Bedarf
antizipiert wird; das gilt besonders bei der Art und Quantität von
Pflegeplanung.

Die Versorgung Schwerkranker und Sterbender ist zunehmend eine
anspruchsvolle, psychosoziosomatische und sprituelle Aufgabe geworden, die nicht allein durch das Weiterreichen des Patienten gelöst werden

kann, wenngleich der Ansatz einer *Pflegeüberleitung* als *Brücke* zwischen
Station und ambulanten Diensten vielversprechend ist [8]. Eine Versorgungskette tendiert zur Einbahnstraße mit abschüssigem Gefälle; das
Netzwerk sichert die Gleichberechtigung der Einzelglieder und der Berufsgruppen. Die Informiertheit über Qualifikationen und Kompetenzen
außerhalb des eigenen Versorgungsbereichs ist gerade für die Schwerkranken und Sterbenden erschreckend gering. Außerdem fehlt es weitgehend an Methoden der schriftlichen, mündlichen und persönlichen Kooperation zwischen den Kettengliedern. Nahezu alle Stationen und die
ambulanten Dienste verfügen über keinen *Koordinator*, der das Netzwerk knüpfen könnte; aber viele möchten sich diese Koordination aufla-
sten trotz dazu fehlender Kompetenz.

Bausteine eines von zahlreichen Ketten mit zahlreichen Gliedern
durchzogenen Netzwerks sind: Koordinatorische Dienste wie die
ALPHA-Stellen und die Vor-Ort-Koordinatoren; schmerztherapeutische Institutsambulanzen; die niedergelassenen Ärzte mit erweiterten
Qualifikationen für nachkurative Versorgung; die ambulanten Dienste
unter besonderer Berücksichtigung der ambulanten Hospizdienste und
der Sozial-/Diakoniestationen; kurzzeitpflegerische und tagespflegeri-
sche Einrichtungen; multidisziplinäre Fortbildung und Aussprachegrup-
pen; beschütztes Wohnen von Schwerkranken, Sterbenden, Behinderten
und Alten; Selbsthilfetreffpunkte z.B. für pflegende Angehörige, Trauernde, verwaiste Eltern u.a.; Hospiz- und Palliativstationen; stationäre Einrichtungen aller Art, in denen auch gestorben wird; Hausbetreuungsdienste, Besuchsgruppen, Sitzwachengruppen; Alten-/Pflegeheime; Haus-
haltshilfen und Familienpflege sowie Gemeindeangebote.

Die Versorgungsprobleme sind Spiegelbilder des zu versorgenden
psychosoziosomatischen Problems. Denn im Schmerz selbst spiegelt sich
das Netzwerk der Versorgung, ihre Vielgestaltigkeit, ihre Ergänzbarkeit
durch einen *anderen Blick*. Denn der Schmerz [3] ist beispielsweise
einerseits ein Problem des personalen Systems bestehend aus körperlichen, motivationalen, kognitiven und emotionalen Faktoren, andererseits eines der subpersonalen Systeme bestehend aus neurobiologischen
Faktoren und funktionalen Strukturen, sowie schließlich ein Problem
der *Instantiierung* [4], also der Frage, wie denn aus den Einzelfaktoren
und Systemen überhaupt so etwas wie Schmerz entsteht. Schmerzen sind
immer subjektives Erlebnis und abhängig davon, daß sie empfunden
werden; sie sind, wie sie sich anfühlen, also immer nur zum Schein. Und
doch besitzen sie subpersonale Bedingungen und Ursachen, also Reali-
täten, die wir z.B. medikamentös angehen. Und schließlich bleibt jeder
Schmerz *anders*, weil er einem anderen Menschen gehört. – Die Ketten

und Einzelglieder solcher Argumentation und Betrachtung sind beschreibbar, praktischem Handeln zugänglich usw.; die Wechselwirkung aber entzieht sich. Wie es nicht einen entscheidenden Transmitter gibt, so gibt es auch im Versorgungssystem nicht eine entscheidende Schaltstelle.

Als ein Beispiel für die Versorgungskette in dem von mir hier gekennzeichneten Sinne gilt das System der Modelleinrichtungen an der chirurgischen Universitätsklinik Köln bestehend aus der Station für palliative Therapie, der Schmerzambulanz, dem Bildungsforum Chirurgie, dem Hausbetreuungsdienst und dem Hospiz der Palliativstation [14]. Eine auf den ersten Blick erstrebenswert erscheinende und teilweise auch angestrebte Versorgungsdichte mit vergleichbaren *Modellsystemen* von dann ca. 200 Einrichtungen, also ca 2 500 Betten allein im Onkologiebereich orientiert an den Zahlen in GB oder Kanada würde in der BRD die gewachsenen und nach wie vor funktionierenden Versorgungsformen weiter stören, entmachten, die notwendige Betroffenen- und Gemeindenähe verhindern und also das Sterben weiter institutionalisieren bzw. totalisieren [6, 7, 10, 15]. Außerdem wäre die Gefahr gegeben, daß die traditionellen Sterbeorte aus der Pflicht zur Entwicklung einer menschengemäßen Sterbebegleitung sich entlassen fühlen könnten.

Deshalb plädieren wir dafür, die neueren Formen, v.a. die verschiedenen Hospizkonzepte als je einzelne Versorgungketten sinnvoll in ein Netzwerk einzubringen und ein wenig auch nach den jeweiligen Krankheitsbildern zu gestalten. Dazu aber müssen die bereits vorhandenen weichselseitigen *Konkurrenzen* abgebaut werden. Denn leider wird die Hospizidee inzwischen auch von solch unangenehmen Eifersüchteleien heimgesucht: konfessionell-christliche Häuser treten gegen *nur* humanitäre an; ambulantes Selbstverständnis wird gegen das stationäre ausgespielt; die bestehenden Einrichtungen fühlen sich von den neuen auf die Anklagebank gesetzt; ein eher esoterisch-gnostisches Todesverständnis konkurriert mit dem christlichen oder philanthropischen; Ehrenamtlichkeit streitet mit Professionalität. Zusätzlich bemühen sich die einen um eine Hinführung des Sterbenden zu einem *schönen* oder *akzeptierenden* Sterben [9], während die anderen eher den persönlich-individuellen Lebensabschluß sichern möchten [12, 13]. Einig sind sich aber alle darin, daß ihre Arbeit die einzige und eine außerordentlich wirksame Gegenposition zu den Befürwortern der Euthanasie und kontrollierten Tötung schwerkranker, sterbender, alter und behinderter Menschen darstellt. Die Abwehr der Euthanasietheoretiker und Tötungsethiker benötigt diese umfassende Praxis der Schmerzbehandlung zusammen mit jener psychosoziosomatischen Betreuung und Begleitung, wie sie sich in der Entstehung eines Netzwerkes zur Versorgung Sterbender und ihrer Angehörigen realisiert.

Es ist davon auszugehen, daß die Mehrzahl der Sterbenden, könnten sie darüber entscheiden, sich für ein *Zuhausesterben* entscheiden würden. Damit sind jedoch nicht unbedingt immer die eigenen Räumlichkeiten gemeint, sondern ein Bereich, in dem sich der sterbende Mensch *zu Hause fühlen* kann. „Die Dauer macht die Last", heißt es jedoch häufig bei den Begleitern eines Sterbenden, zumal wenn diese nicht beruflich die Begleitung erfüllen (also z.B. bei Angehörigen). Insofern kann die kurzzeitige stationäre Unterbringung eines Langzeitpatienten bzw. eines chronisch Kranken die Kräfte der Begleiter neu mobilisieren. Eine solche *Kurzzeitpflege* sollte aber ausschließlich nach Rücksprache mit dem Hilfeempfänger durchgeführt werden, der sicher bleiben muß, daß er nicht *abgeschoben* wird. Die Anforderungen an das Personal in derartigen Einrichtungen sind groß, weil sie z.B. mit einem häufigen Bewohnerwechsel rechnen müssen. Auch hier wäre eine Vernetzung mit den Sozial/Diakoniestationen und mit Hausbetreuungsdiensten sehr sinnvoll. Andererseits kann Kurzzeitpflege auch unmittelbar im Blick auf die Symptomkontrolle für den Patienten/Bewohner notwendig und sinnvoll werden. Dann aber muß die Kurzzeitpflege mit einem umfangreichen ärztlichen Dienst verbunden werden und die Pflegenden sollten zu spezieller Pflegeplanung ausgebildet sein.

Hospize folgen nun einer besonderen Idee als Herbergen für müde und kranke Wanderer auf dem Lebensweg und vor der letzten Wegstrecke. Ihre Bewohner/Patienten sind voll informiert über die *Terminalität* ihres Zustands und erstreben Sättigung an Leben. Die Mitarbeiter im Netzwerk und in den Hospizen sind sich darin einig, daß ihre Aufgabe sich von sonstiger Behandlung und Pflege dadurch unterscheidet, daß nicht mehr gegen irgendetwas gearbeitet wird, auch nicht gegen den Tod, sondern für einen Menschen, dessen Weg zum Sterben aller Voraussicht nach nun zeitlich überschaubar ist. Allerdings sollte stets geprüft werden, ob der Patient tatsächlich in dem Hospiz versorgt werden muß und nicht doch dort, wo er zuletzt gelebt hat. Denn die Kontinuität des Lebens ist außerordentlich wichtig für das Sterben.

Zu den *Prinzipien* der stationären wie der ambulanten Hospize gehören: Gastfreundlichkeit, Christlichkeit und Schmerzkontrolle. Gastfreundlichkeit bedeutet Offenheit für alle Menschen und deren Angehörige/Besucher, aber auch Offenheit für die Geschöpflichkeit insgesamt. Christlichkeit gibt allen Beteiligten einen motivationalen Rückhalt (gegenüber dem Kosten-Nutzen-Denken, der Euthanasie u.a.), wobei Christlichkeit nicht zugleich eine bestimmte Kirchlichkeit beansprucht. Schmerzkontrolle macht andere Probleme gegenstandslos: keine Angst vor Medikamentenabhängigkeiten und ein offenes Verhältnis zur Wahrheit.

Damit es künftig gar nicht erst zu *Verlegungen* von Sterbenden aus
Krankenhäusern, Wohnungen oder Heimen in stationäre Hospize
kommt, sollte auf den Ausbau der ambulanten Dienste größter Wert
gelegt, und die Gründung neuer Stationen planerisch gesteuert werden.
Nirgendwo darf *besser* gestorben werden als anderswo, wenngleich die
Hospize ihre Vorbildfunktion durchaus weiter ausüben sollten. Planerisch scheinen ein stationäres Hospiz (mit maximal 12 Betten) auf ca.
1 Mio. Einwohner und ein ambulantes Hospiz auf 200 000 Einwohner
sinnvoll zu sein, wobei das ambulante Hospiz durchaus mit teilstationä-
rer Unterbringung und mit Sozialstationen verbunden sein könnte.

Viele stationäre Versorgungseinheiten (einschließlich der Palliativstationen und Hospize) übergeben im Verlauf der Chronifizierung eines
Zustands und zur Sterbebegleitung die Patienten an den häuslichen
Bereich zurück, zumal wenn dies vom Sterbenden selbst erbeten ist. Ein
oft seitens der Stationen mit aufgebauter und von dort fachlich begleite-
ter Hausbetreuungsdienst ermöglicht die Fortsetzung der stationär be-
gonnenen Aufgaben im häuslichen Bereich und damit eine gewisse Kontinuität der Begleitung. Die dortigen Mitarbeiter sind zwar zumeist
ehrenamtlich, aber durchaus geschult bzw. angeleitet und supervisiert.
Der Hausbetreuungsdienst sieht seine Aufgabe in der Stützung und
Aktivierung familiärer und familienähnlicher Beziehungssysteme; er versucht die im familiären Bereich vorhandenen Lücken bei der Versorgung
Sterbender zu schließen. Hausbetreuungsdienste richten sich also an
jeden Menschen, der zu Hause *mit dem Sterben leben möchte.* Damit das
gelingt, muß auch der Hausbetreuungsdienst in das Kooperationsnetz
(mit den Sozialstationen, Sitzwachengruppen, Besuchsdiensten u.a.) eingebunden sein, wie es für die Zukunft erstrebt wird.

Die Ziele der Versorgungskette innerhalb des Netzwerks wären erreicht,

1) bei signifikanter Erhöhung der Aufmerksamkeit der Öffentlichkeit
   für eine die Sterbebegleitung umfassende Palliation,
2) bei der Fokussierung der Überlegungen auf das Zuhause-Sterben,
3) bei der Sicherung psychosozialer Sterbebegleitung in allen traditionellen, stationären Einrichtungen,
4) bei der Stärkung und Sicherung der ambulanten und stationären
   Hospizarbeit inklusive der Palliation für die weder häuslich noch
   traditionell-stationär hinreichend zu Versorgenden,
5) beim Aufbau einer umfassenden Vernetzung aller Dienste und
   Einrichtungen inklusive der Ehrenamtlichkeit,
6) bei der Sicherstellung umfangreicher Fortbildung aller Beteiligten,
   also auch der niedergelassenen Ärzte und Ehrenamtlichen.

Literatur

1. Badura B, Ferber C von (1981) Selbsthilfe und Selbstorganisation im Gesundheitswesen. Oldenbourg, München Wien
2. Bauer M, Engfer R, Rappl J (Hrsg) (1991) Psychiatrie-Reform in Europa. Psychiatric-Verlag, Bonn
3. Bieri P (1989) Schmerz: Eine Fallstudie zum Leib-Seele-Problem. In: Pöppel E (Hrsg) Gehirn und Bewußtsein. VCH, Weinheim, S 125–134
4. Cummins R (1983) The nature of psychological explanation. MIT-Press, Cambridge
5. Eikelmann B (1991) Gemeindenahe Psychiatrie. Tagesklinik und komplementäre Einrichtungen. Urban & Schwarzenberg, München
6. Goffman E (1972) Asyle. Suhrkamp, Frankfurt am Main
7. Gronemeyer R (1988) Orthothanasie – Vorschläge für einen therapeutisch gesicherten Abgang aus dem Leben. In: Döhner H, Freese H, Schröder (Hrsg) Im Alter leben. Krisen, Ängste, Perspektiven. Ergebninsse-Verlag, Hamburg, S 191–201
8. Joosten M (1992) Die Pflegeüberleitung vom Krankenhaus in die ambulante Betreuung und Altenheimpflege. Von der Lücke zur Brücke. (Selbstverlag), Herdecke
9. Kübler-Ross E (1969) Interviews mit Sterbenden. Kreuz, Stuttgart Berlin
10. Lau EE (1975) Tod im Krankenhaus. Soziologische Aspekte des Sterbens in Institutionen. Bachem, Köln
11. Rest F (1981) Den Sterbenden beistehen. Ein Wegweiser für die Lebenden. Quelle & Meyer, Wiesbaden Heidelberg
12. Rest F (1989) Sterbebeistand – Sterbebegleitung – Sterbegeleit. Kohlhammer, Stuttgart
13. Rest F, Hünefeld A, Gaßmann R, Schnabel E (1993) Versorgung Sterbender und ihrer Angehörigen in Nordrhein-Westfalen. Ministerium für Arbeit, Gesundheit und Soziales, Düsseldorf
14. Zech D (1991) Organisation und Zielsetzung des Kölner Hospizmodells. Aspekte der Schmerz- und Symptombehandlung. In: Schwarz R, Zettl S (Hrsg) Psychosoziale Krebsnachsorge in Deutschland. Eine Standortbestimmung. E. Fischer, Heidelberg, S 397–407
15. Ziegler J (1975) Die Lebenden und der Tod. Luchterhand, Stuttgart, S 80–106

Konzepte und Praxis der Betreuung zu Hause

M. Müller

> Oh Herr, gib jedem seinen eignen Tod
> Das Sterben, das aus jenem Leben geht,
> darin er Liebe hatte, Sinn und Not.
>
> Rainer Maria Rilke

Es gilt mittlerweile als bekannt und selbstverständlich, daß schwerkranke Patienten im terminalen Krankheitsstadium bei gesicherter medizinischer Versorgung die Pflege in ihrer vertrauten sozialen Umgebung dem Verbleib im Krankenhaus vorziehen.

Wenn die Hospizbewegung es sich zum Ziele macht, daß Menschen wieder ihren *eigenen* Tod sterben, d.h. ihren letzten Lebensabschnitt an dem Ort, den sie wünschen, und in der Art, in der sie es sich wünschen, verbringen, so muß die Möglichkeit dazu geschaffen werden.

Deshalb funktionieren Hospize weltweit am häufigsten als zusätzliche – meist aber noch ausschließliche – ambulante Hilfen und ermöglichen es Familien und/oder Freunden, die dies wünschen, Sterbende zu Hause zu betreuen. Gerade diese ambulanten Hospize oder Hausbetreuungsdienste zeigen große Ähnlichkeit miteinander – bis hin zur Übereinstimmung – in den Aufnahmekriterien, nach denen sie Patienten in ihre Betreuung übernehmen. Fast überall gelten:

- bei der weit fortgeschrittenen Erkrankung sind kurativmedizinische Maßnahmen nicht mehr angezeigt,
- Patienten leiden an bisher nicht beherrschbaren Beschwerden,
- es müssen Angehörige oder Freunde für die (ergänzende) Pflege zur Verfügung stehen,
- Patienten gehören zum Einzugsbereich.

Auffälliger sind aber die deutlichen Unterschiede in der Organisation. Dachverbände, Zusammensetzung des Personals, Patientenkreis, Krankheitsbilder, Vermittlungsstrukturen und die daraus resultierenden Funktionsweisen sind fast so variabel wie die Zahl der Anbieter, je nachdem, ob sie als Ergänzung zu bestehenden stationären Einrichtungen, ambulanten Diensten oder als (vorläufig) einzelne institutionelle Zellen geplant sind.

Die Hausbetreuungsdienste gliedern sich im wesentlichen in 2 Gruppen: die vorwiegend Beratenden und die vorwiegend Pflegenden. Für die erste Gruppe möchte ich als Beispiel kurz die Pflegeüberleitung skizzieren, wie sie in dem Projekt „Die Brücke" am Gemeinschaftskrankenhaus Herdecke praktiziert wird.

Der Begriff Pflegeüberleitung ist ein Bindeglied, das auf der Schnittstelle zwischen stationärer und ambulanter Pflege Koordinierungsprobleme beim Transfer der Pflege löst. Es gibt prägnante Lücken, die für die Einrichtung dieses Projekts sprachen:

- Das Bewußtsein für eine Pflegeüberleitung ist noch nicht genügend da. Die Pflege wird bruchstückhaft in berufsfremde Hände gegeben (Sozialarbeiter).
- Man weiß zu wenig über die Arbeit der Kollegen außerhalb des eigenen Bereichs. Die pflegerische Tätigkeit wird nicht als ein Ganzes gesehen, sondern getrennt in ambulanten und stationären Bereichen.
- Es existiert noch keine richtig und klar durchdachte Methode, um schriftlich, mündlich und persönlich den Istzustand des Patienten weiterzugeben, sowohl bei der Aufnahme als auch bei der Entlassung.
- Aus Zeitmangel werden noch zu wenig Pflege-Entlassungsberichte geschrieben, und auch eine Koordination mit anderen Berufsgruppen findet nicht statt.
- Die Anleitung und Vorbereitung von Angehörigen auf eine Pflege zu Hause (Laienpflege) ist erst keimhaft vorhanden. Auch hier wird Zeitmangel von seiten der Pflege als Grund angegeben [3].

Grundsätzlich ist es nicht von entscheidender Bedeutung, von welcher Institution die beratende Tätigkeit ausgeht, ob sie – wie im vorliegenden Fall – von einem Krankenhaus ausgeht oder auch – wie es denkbar und praktikabel ist – von einem Hospiz. Entscheidend ist, daß im Zentrum aller Beratungen der Patient mit seinen Wünschen und Erwartungen steht und nicht das statische Pflegeverständnis einer Institution. Auch darf es keine trennenden Regelungen zwischen stationärem und ambulantem Bereich geben.

Beratende Pflegeüberleitung bedeutet: alle Gedanken, Gefühle und Handlungen, die notwendig sind, zu bündeln, um eine kontinuierliche Qualität in der Pflege und Begleitung zu gewährleisten, und zwar beim Übergang vom Krankenhaus zur ambulanten Pflege oder von der ambulanten Pflege in ein Hospiz oder andere stationäre Versorgung.

Als ein Beispiel, wie Kontakt, Beratung und Hilfe seitens eines Hospizes geleistet werden können, ist der Hausbetreuungsdienst (HBD) des

Franziskus-Hospizes in Hochdahl zu nennen. Mit ihm soll das vorrangige Ziel der Hospizarbeit erreicht werden: das Sterben zu Hause zu ermöglichen.

Der Hausbetreuungsdienst arbeitet mit anderen Trägern, die ebenfalls Dienste im pflegerischen und sozialbetreuenden Bereich anbieten, im Rahmen von Kooperationsabsprachen eng zusammen. Seine Aufgaben sieht er hauptsächlich in

- Begleitung in der Auseinandersetzung mit Leben, Leid, Sterben, Tod, Abschied und Trauer;
- Besuch und Gespräch;
- Hilfe im Haushalt;
- Einkäufe;
- Arztbesuch und Behördengänge;
- Unterstützung bei der Aufrechterhaltung von sozialen und kulturellen Kontakten;
- Assistenz der Familie und der Mitarbeiter der Sozialstationen und anderer sozialkaritativer Einrichtungen.

Die pflegerische Versorgung bleibt im wesentlichen Aufgabe der Sozialstationen. Da haupt- und ehrenamtliche Mitarbeitende des HBD durch Ausbildung v.a. auch eine pflegerische Kompetenz haben und ihre Patienten nicht immer eine Behandlung hinter sich haben, die ihren Bedürfnissen im hohen Maß entsprach, ist es hier auch häufig die Aufgabe, ein Behandlungskonzept und Versorgungsprofil zu entwerfen und seine Durchführung in enger Kooperation mit Sozialstationen, niedergelassenen Ärzten und benachbarten Akutkrankenhäusern und Heimen zu überprüfen und zu gewährleisten.

Die Garantie einer ausreichenden Schmerztherapie bei Erhaltung der Konzentrations- und Kommunikationsfähigkeit, die Kontrolle von auftretenden Symptomen, die Unterweisung und Unterstützung von Angehörigen und Freunden sowie die Gewährleistung der Einbeziehung von psychischen, sozialen und spirituellen Dimensionen in die Pflege ist Auftrag des HBDs. 1992 betrug der Einsatz je Betreuung – zwischen Umsorgung des Patienten und Begleitung der Angehörigen ist schwerlich zu unterscheiden – überwiegend 2 bis 4 h die Woche, mehrfach aber auch 4 h pro Tag, wobei durch Fortschreitung der Erkrankung und Berufstätigkeit der Angehörigen auch wochen- und tageweise eine 8 h-Betreuung, bis hin zur 24stündigen Anwesenheit denkbar sind.

Man muß hierbei berücksichtigen, daß sich bei Übernahme in die häusliche Betreuung einem Hospizdienst *zunächst* andere Aufgaben stellen (Informationsaustausch, Abklärung und Koordinierung von Hilfs-

mitteln, Abklärung hauswirtschaftlicher Versorgung, Abklärung sozial-
rechtlicher Fragen, Beratung wohnungsbezogener Fragen) als in der
Endphase einer Begleitung (psychologische Unterstützung aller Beteiligten, Vermittlung zwischen Arzt und Patient, Organisation spezieller
Ernährung, Unterstützung bei Nachtwachen und Pflege).

Wie aus dem Erfahrungsbericht [1] ersichtlich, ist das Konzept des
HBD des Franziskus-Hospizes Hochdahl nicht mehr nur beratend, sondern bereits assistierend und mitpflegend. Im Rahmen einer Qualitäts-
kontrolle der Sterbebegleitung gemeinsam mit anderen Diensten ist eine
solche Beteiligung an der Pflege und Multiprofessionalität der Hauptamtlichen sicherlich unabdingbar.

Eine wiederum andere Form von Hausbetreuungsdiensten zeigt un-
mißverständlich, daß eine Pflege von Schwerstkranken, insbesondere mit
speziellen Krankheitsbildern, über gängige Versorgungsschemata hin-
ausgehen muß, und begegnet dieser Lücke mit vollständiger Pflegeüber-
nahme. Eindrücklich schildert eine Fallbeschreibung des HIV e.V. Berlin
[2] eine solche Pflege (ambulante Infusionstherapie), die in ihrer Kom-
plexität von einer Sozialstation nicht hätte geleistet werden können.

Auch der HBD Essen-Steele ermöglicht die Überleitung des Patienten vom Krankenhaus nach Hause und seinen Verbleib dort durch
umfassende Grund- und Behandlungspflege und lebenspraktische Un-
terstützungen. „Betroffene und Begleiter sollen zu jeder Zeit, ihren Wünschen entsprechend, Zuwendung, ganzheitliche Unterstützung durch
Gespräch, Dasein und Einfühlen in Form einer umfassenden Pflege
erfahren" (Erfahrungsbericht Hospiz Essen-Steele vom 01.10. 1991 bis
30.09.1992). Das Hospiz Essen-Steele spricht von der *Übernahme* des
Patienten durch den Hospizdienst und stellt erst dort, wo das Hospiz
keine direkte Hilfe anbieten kann, Kontakt zu Sozialstationen und
anderen ambulanten Diensten her.

Bemerkenswert ist der wöchentliche Wechsel des betreuenden Personals beim Patienten. Der Wunsch des Hospizes ist es, damit eine ihm
sinnvolle Distanz zu wahren und gegenseitige Fixierungen zu vermeiden.

Die Übernahme aller pflegerischen Handlungen und die Rückendeckung durch Pflegende und Ärzte aus dem Krankenhaus, die notfalls
auch ambulant chirurgische Eingriffe und anästhesiologische Versorgung vornehmen, verhindern häufiger als üblich die Krankenhausrück-
überweisung und ermöglichen es den Patienten, ihr Leben bis zum Tode
in der eigenen Wohnung zu gestalten.

Aus den Erfahrungen mit den verschiedenen strukturellen Ansätzen
und Durchführungsformen ambulanter Betreuung Sterbender und den
von allen berichteten positiven Ergebnissen ihrer Maßnahmen leiten sich

inhaltliche und organisatorische Anforderungen ab, die der HBD für den Großraum Bonn umsetzen möchte.

Haupt- und Ehrenamtlichkeit

Im Spannungsbogen von professionell geleisteter bezahlter Arbeit in der medizinisch-pflegerischen Behandlung auf der einen Seite und der Betreuung durch Ehrenamtliche auf der anderen Seite hat sich der HBD Bonn in seinem Leitbildentwurf für ein Mischkonzept entschieden. Beim gegenwärtigen Stand der gesellschaftlichen Entwicklung und den noch so zahlreichen Lücken im System der Betreuung Sterbender ist es fraglich, ob der Einsatz nur frei Mitarbeitender genügt.

Obschon Sterben selbst natürlich keine Krankheit ist, benötigen die auftretenden körperlichen Schmerzen und Symptome, die z.T. heftigen psychischen Veränderungsprozesse und die spirituellen Fragen und Schmerzen eine den Patienten, die Angehörigen und die Ehrenamtlichen begleitende Hauptamtlichkeit. Noch ist die fachliche und zeitliche Kompetenz bei den Sozialstationen und vielen niedergelassenen Ärzten in bezug auf die Zielgruppe Sterbender nicht gefestigt genug, als daß sich eine hauptberuflich geleistete Maßgeblichkeit und Zuständigkeit schon jetzt entbehrlich machen könnte – was aber längerfristig sicher ein Ziel sein könnte.

Diesem Bedarf hat die Landesregierung in Nordhein-Westfalen bereits Rechnung getragen, indem sie in einem wissenschaftlich begleitenden Modellversuch Hausbetreuungsdienste mit einem finanziellen Zuschuß für die Lohnkosten eines hauptamtlichen Koordinators ausstattet. Hauptberufliche Professionalität bedeutet auch eine Verfügsamkeit für den Patienten, ein verläßliches Erreichbarsein, was innerhalb rein ehrenamtlicher Strukturen nicht gegeben sein kann. Aber auch für die Ehrenamtlichen ist es wichtig zu wissen: an diesem Grenzpunkt bin ich nicht ganz alleingelassen, habe ich fachliche Rückendeckung, übernimmt jemand Verantwortung.

Ehrenamtliche Helfer aber sind *nicht* die stille Reserve eines unter Kostendruck geratenen Systems sozialer Dienste – das muß klar sein. Ehrenamtliche sind aber auch wesentlich mehr als Hilfskräfte der beruflichen Helfer – das ist leider nicht immer klar.

Ehrenamtlichkeit hat gerade durch die Freiwilligkeit und Unbezahlbarkeit ihres Angebots einen äußerst hohen Stellenwert beim Prozeß der gesellschaftlichen Bewußtseinsbildung. Gerade durch ihre Beispielgebung rückt Umgang mit Sterben und Sterbenden wieder dahin, wo es hingehört: ins tägliche Leben von Familien, Nachbarschaften und Gemeinden. Den Erfolg einer helfenden Beziehung gestaltet nur die *Gesamtheit aller Beteiligten* (fester *und* freier Mitarbeitenden, bezahlter *und* ehrenamtlich geleisteter Arbeit, Fachkompetenz *und* Herzenskompetenz), nicht etwa einzelne spezialisierte Fertigkeiten.

Kooperation

Hausbetreuungsdienste sollten immer eine wohnortnahe Ergänzung der vorhandenen ambulanten Dienste sein. Der HBD Bonn strebt eine besonders dichte Kooperation mit den vorhandenen Sozialstationen an und hat sich in seinem Trägerverein um die Mitgliedschaft von Trägervertretern karitativer und diakonischer Verbände bemüht. Je nach Lage und Zustand des Patienten wird zu Beginn der Begleitung *gemeinsam* ein Betreuungsleitfaden erstellt, an dem jeder Träger mit seinen Möglichkeiten beteiligt ist. Dieser Leitfaden legt fest, wer Hauptansprechpartner für Patient und Familie ist und an wen im Verbund spezielle Tätigkeiten delegiert werden.

Beispiele:

- 34jähriger Patient, der an Aids erkrankt ist und unter epileptischen Anfällen und Hautkrebs leidet – der Lebenspartner ist bis 17.00 Uhr berufstätig;
- 32jährige alleinerziehende Frau mit rezidivierendem Mammakarcinom, 2 schulpflichtige Kinder im Alter von 11 and 13 Jahren (tiefe septische Verbandswechsel, Haushaltshilfe, Hausaufgabenbetreuung).
  Bei diesen Fällen ist vorstellbar, daß Sozialstationen und HBD einschließlich Ehrenamtlicher gemeinsam tätig werden.

Doch muß man auch sehen, daß bei allem guten Willen und trotz hervorragender Arbeit und Einsatz die Art der Versorgung durch Sozialstationen begrenzt ist und weder die spezielle Versorgung präfinaler Kranker noch die psychosozialen Bedürfnisse oder die antizipatorische Trauerarbeit der Angehörigen ausreichend berücksichtigt werden können (diese Art von Begleitung gilt derzeit gesetzlich und materiell als nicht abgesichert).

Dem Handlungsprinzip der Subsidiarität kommt große Bedeutung zu. Oft verkommen zum rein politischen Begriff (oder zur Farce?) wird Subsidiarität zum Maßstab eines Beziehungsprozesses zwischen HBD und ambulanten Diensten und anderen Fachkräften, der – weil begleitend – auch immer dann zu beenden bzw. überzuleiten ist, wenn dies vertretbar, sinnvoll und notwendig erscheint (vgl. Konzeptionspapier des Hospizes zum Hl. Franziskus, Recklinghausen).

Letztlich aber sind auch in der ambulanten Betreuung Sterbender Strukturen nicht das Allerwichtigste. Entscheidend ist auch hier die Haltung, und wenn diese auf echte Begleitung ausgerichtet ist, d.h. auf das Tempo, die Bedürfnisse des Sterbenden und *seine* eigene Zielsetzung, dann ist das andere Nebensache. Lassen Sie mich schließen mit dem Aufdruck eines Buttons, den mir ein 21jähriger Amerikaner kurz vor seinem Tod schenkte:

Love is the answer,
but now: what was the question?

(Frei übersetzt: Liebe ist die Anwort, aber wonach hatte ich denn gleich gefragt?)

Literatur

1. Franziskus-Hospiz GmbH Hochdahl (1992) Jahresbericht, 27.03.1993/3106
2. HIV e.V. Berlin (1990) Pflege und Betreuung von Menschen mit HIV und Aids in ihrer häuslichen Umgebung. 2. Fallbericht
3. Joosten M (1992) Die Pflege-Überleitung vom Krankenhaus in die ambulante Betreuung und Altenheimpflege. M. Joosten (Eigenverlag), Herdecke
4. Rilke RM (1974) Neue Gedichte. Insel, Frankfurt am Main

Betreuung terminal Kranker mit Krebsschmerz

J. Schara

Bei einem Krebskranken, der starke Schmerzen hat, wird es nicht genügen, nur den Krebs und den Schmerz zu behandeln. Eine effektive Therapie wird nach den Grundsätzen der psychosomatischen Medizin erfolgen müssen. Also muß nicht die *Krankheit Krebs* behandelt werden, sondern ein *kranker Mensch*, der Krebs hat, der dauernd Schmerzen hat und der an seiner Krankheit sterben wird. Ein solcher Mensch befindet sich in einer psychischen Extremsituation, unabhängig davon, ob man ihm seine Diagnose schon gesagt hat oder nicht, denn am Verhalten seiner Umgebung merkt er doch ganz instinktiv, wie es um ihn steht. Krebsschmerz bedeutet eben: weit fortgeschrittener Krebs, und der ist einem Todesurteil gleichzusetzen, bei dem nur der Zeitpunkt der Vollstreckung noch nicht definitiv fest steht. In diesen Fällen ist weniger formale Therapie als vor allem menschliche Hilfe gefragt.

Die Diagnose Krebs verändert das Leben des Kranken entscheidend, ebenso das seiner Familie, seiner Freunde und all derjenigen, die mit ihm umzugehen haben. Den Kranken befallen unmittelbare Zukunftsängste. Er sieht plötzlich seinen Tod vor Augen, er sieht sich hilflos und auf seine Nächsten angewiesen, evtl. auch einsam und sozial isoliert, und er sieht sich – unfähig vor Schmerzen, die ihm schlimmer erscheinen können als der Tod – schon jetzt um sein Leben gebracht.

Seine Umgebung weiß nicht, wie sie mit ihm umgehen soll. Eine eigenartige Scheu befällt alle, die einem Krebskranken gegenüberstehen. Denn „weil der Tod (uns) als Mahnzeichen des eigenen Todes erscheint", sind wir gewöhnlich unfähig, „Sterbenden diejenige Hilfe zu geben, diejenige Zuneigung zu zeigen, die sie ... am meisten brauchen", heißt es bei Norbert Elias [5].

Krebsschmerz ist jedoch nicht nur ein körperliches Problem. Seine Behandlung kann daher auch nicht allein mit Medikamenten erfolgen. Allein gelassen fällt der Krebskranke in die *Krebsschmerzspirale* hinein: Seine Angst verstärkt den Schmerz, verstärkt seine Einsamkeit, führt ihn

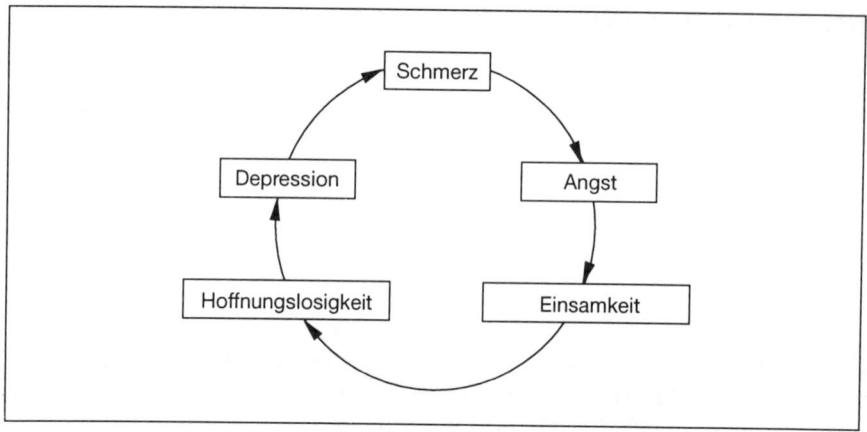

Abb. 1. Krebs-Schmerz-Spirale

in Hoffnungslosigkeit und Depression, die wieder den Schmerz und die Angst verstärken, und so immerfort (Abb. 1, [12]).

Wenn wir aber wissen, was alles den Schmerz verstärkt: auch Schlaflosigkeit, Sorgen, Isolation, soziale Abhängigkeit, dann müssen wir auch daran denken, was die Schmerzen verringert: Ablenkung, Hoffnung, Zuwendung, Verständnis.

Wollen wir dem Krebskranken aus seiner Schmerzspirale heraushelfen, dann gehört die Behandlung seiner emotionalen Befindlichkeit, seiner inneren Verfassung maßgeblich dazu. Wir dürfen ihn nicht allein lassen; er darf nicht sich selber überlassen bleiben. Nicht das Symptom Krebsschmerz soll behandelt werden, sondern ein Mensch, der Schmerzen hat und der möglicherweise an seinem Krebs sterben muß. Wer als Arzt nur darauf aus ist, den Krebs auszurotten, gibt seinen Patienten Steine statt Brot.

Die Psychologie des Sterbenden ist erfahrbar. Die in den USA lebende Schweizer Sterbeforscherin Elisabeth Kübler-Ross hat in ihrem Buch *Interviews mit Sterbenden* [8] auf die Phasen psychologischer Entwicklung aufmerksam gemacht, die ein Krebskranker von der Eröffnung der Diagnose an bis hin zu seinem Tod vom *Nichtwahrhabenwollen* über *Zorn*, *Verhandeln*, *Depression* und schließlicher *Zustimmung* durchläuft. Das sind Mechanismen, die uns allen als psychologische Hilfen gegeben sind, um mit Verlusten fertig zu werden. Denn im fortgeschrittenen Stadium ist der Krebskranke ein Sterbender, der mit seinem Tod auch den Verlust aller seiner Möglichkeiten schrecklich erfährt.

Der Verlust des Lebens ist der größte Verlust, der uns treffen kann, denn mit dem Leben verlieren wir alles, alle Freunde, alle Verwandten, alles, was uns das Leben lieb und teuer macht. Und weil das so schwierig ist, nehmen Verleugnung, Aggression und Trauer in dem Befinden des Krebskranken so großen Raum ein.

Bestmögliche Hilfe wird dann bestimmt von offener, gegenseitiger Aussprache. Leider sind wir Ärzte darauf gar nicht trainiert. Man hat uns immer nur gezeigt, was Technik alles vermag. So haben wir immer zumindest noch eine Spritze, eine Tablette oder gar ein Meßinstrument zur Hand, mit deren Hilfe wir unsere Begegnung mit dem Kranken verhindern. Auch die anderen, die mit ihm umgehen sollen, finden sehr leicht ihre schnelle Zuflucht zu Äußerlichkeiten. Dabei braucht es so wenig: nur etwas Zeit, ruhiges Dasein, Offenheit, Ehrlichkeit. Probleme werden nicht gelöst, indem man sie verschweigt. Man muß sie ansprechen. Im *Darüberreden* löst sich vieles von selber. Es geht darum, den anderen anzuerkennen, indem man ihn annimmt, auf ihn eingeht, sich in ihn hineinversetzt, um ihn zu verstehen. *Empathie*, das *einfühlende Verstehen* [15] ist gefragt.

Das Hauptproblem beim Krebs ist der Schmerz. Krebsschmerz ist ein chronischer Schmerz. Dadurch, daß er ständig da ist, wird er selbst dann unerträglich, wenn seine Stärke noch gering ist. Und sie mahnt den Kranken beständig daran, daß sein Leben begrenzt ist. Die später an Krebs gestorbene Kanadierin Jean Cameron beschreibt in ihrem Buch *Heute will ich leben* [1], wie ihr ganzes Denken und Fühlen ausschließlich von Schmerzen bestimmt war, wie sie keine Nacht mehr schlafen konnte, wie sie das Gefühl hatte, in einer Muschel eingesperrt zu sein, so daß es ihr unmöglich war, an etwas anderes oder jemand anderen zu denken; und sie beschreibt, welche Erleichterung und Dankbarkeit sie verspürte, als ihre Schmerzen endlich richtig behandelt wurden. Der Krebskranke wird durch ständige Schmerzen in seiner Lebensqualität viel mehr eingeengt als durch seinen körperlichen Verfall.

Schmerz läßt sich bekämpfen, häufig ganz unterdrücken, fast immer jedoch zumindest so lindern, daß die Qualität des Lebens, das dem Krebskranken bleibt, nicht noch weiter eingeschränkt wird. Erst unter einer erfolgreichen Schmerzbehandlung wird der Kranke fähig werden, sich mit seinem Schicksal auseinanderzusetzen. Wenn ein Mensch schon sterben muß, so soll er in Würde sterben, nicht unter ständiger Qual. So ist die adäquate Behandlung von Krebsschmerz ein Beitrag zur Humanität für den Kranken. Schmerzbehandlung zu unterlassen ist willentliche Körperverletzung und gleichzusetzen mit seelischer Grausamkeit.

Noch vor nicht zu vielen Jahren war das Ziel jeder ärztlichen Behandlung, das Leben des Kranken so lange wie möglich zu verlängern. Heute wissen wir, daß für viele unserer Kranken nicht die Länge ihres

Lebens entscheidend ist, sondern ob es sich für sie lohnt, das ihnen aufgegebene Leben zu *leben*. Leben kann auch unerträglich werden. Leben unter ständigen unerträglichen Schmerzen kann so sein. (Jean Cameron sprach davon, daß sie sich wie in einer Muschel eingesperrt fühlte, bis endlich die adäquate Schmerztherapie begann.)

Lebensqualität beim Krebskranken

Für den Krebskranken verändert sich die Bedeutung von Lebensqualität [13]. Lebensqualität heißt jetzt: ein erträgliches Leben trotz Krebs. Wer mit Behinderungen leben muß, sieht die Bedingungen für ein erträgliches Leben sehr einfach. Sie sind für ihn gegeben, wenn

- er schmerzfrei ist (Schmerzfreiheit),
- er sich selber versorgen kann (Selbständigkeit),
- er wach ist und Abwechslung hat (geistige Beweglichkeit),
- er nicht allein gelassen wird (Zuspruch, soziale Einbeziehung).

Lebensqualität ist eine subjektive Größe. Sie ist abhängig von der Einstellung dessen, der sie erfährt. Krankheit kann auch als Lernprozeß gesehen werden. So ändert sich die Ansicht von Lebensqualität als individuelle Erfahrung mit ihrer zunehmenden Einschränkung: Es lassen sich Stufen der Lebensqualität unterscheiden.

Höchste Qualität hat das vollkommene physische und psychische Wohlbefinden, das, was die WHO als *Gesundheit* definiert. Wie fast jeder Behinderte bestätigt, kann psychisches Wohlbefinden die mangelnde Qualität physischer Beschränkung weitgehend unterdrücken. Einschränkungen im Psychischen lassen sich hingegen nur bei wenigen Menschen durch physische Unversehrtheit ausgleichen. Wenig Qualität hat ein Leben dann, wenn sowohl physisches wie psychisches Mißempfinden gleichzeitig bestehen, wenn Leben gar nur noch ein *am Leben sein* ist. Jedoch erst *lebensunerträgliches* Leben hat keine Qualität. Unsere Aufgabe muß es sein, dem Kranken zu der für ihn höchstmöglichen Stufe seiner unter den gegebenen Umständen noch möglichen Lebensqualität zu verhelfen. Das gilt sowohl für die Prävention wie auch für die Rehabilitation. Bei der Verflechtung von physischem und psychischen Befinden wird dazu eine ganzheitliche Betrachtung notwendig sein.

Noch einmal: Nicht nur der Krebs muß behandelt werden, sondern einem Menschen mit Schmerzen, der Krebs hat, der mehr oder weniger behindert ist, muß geholfen werden. Wenn nur das Leben Qualität hat, das unter den gegebenen Umständen noch ertragen werden kann, dann muß auch die Lebenslänge, die wir durch Krebstherapie erreichen können, am *erträglichen Leben* gemessen werden. So kann Radikalität nur bei sicher kurativer, nicht mehr bei palliativer Therapie ärztlicher Maßstab sein.

Aufklärung, die Auseinandersetzung mit dem Sterben

Noch Hufeland meinte, den Tod verkünden hieße den Tod geben. Die heutige Sterbepsychologie sieht das anders. Viele unserer Patienten sind heute in ihrem Drang nach Selbständigkeit, zur Selbstverantwortung, zur Selbstverwirklichung so motiviert, daß sie wissen wollen, wie es um sie steht. Da dies jedoch nicht für alle gilt, wird man dem Patienten die Wahrheit, die er nicht wissen will, auch nicht aufzwingen dürfen. „Man muß nicht alles sagen, was wahr ist, aber alles, was wir sagen, muß wahr sein" [3]. Für die Arzt-Patienten-Beziehung gibt es jedoch nichts Schlimmeres als die Lüge, und nur mit einer stabilen gegenseitigen Beziehung können wir unsere Patienten führen. Nur dann ist das Arbeitsbündnis zwischen dem Patienten und seinen Betreuern möglich, das der Patient in dem Stadium seines bevorstehenden Todes braucht. So wird man um diese allerwesentlichste Sache nicht herumreden dürfen. Der Patient fühlt doch, wie es um ihn steht. Und nichts ist dann schlimmer als die Unwahrheit, die sich von Gespräch zu Gespräch immer höher aufbaut und das notwendige Vertrauensverhältnis schließlich völlig zerstört. Ich habe wiederholt erlebt, insbesondere, wenn Angehörige mich gebeten haben, dem Sterbenden doch die Wahrheit zu verschweigen, und ich dann die Diagnose zwar nicht gesagt, aber auch nichts beschönigt habe, daß wir, der Sterbende und ich, uns genau verstanden haben. Wiederholt habe ich dann gehört: „Herr Doktor, ich danke Ihnen, jetzt weiß ich doch endlich, wie es um mich steht." Wir alle brauchen Zeit, um, wie E. Kübler-Ross es ausdrückt, „unfinished business", unser „Unerledigtes" zu Ende zu bringen, und wir müssen es erledigt haben, wenn wir zur Ruhe kommen wollen.

Die Wahrheit zu wissen, wenn es um das eigene Ende geht, ist eine große Chance. Bei Peter Noll, dem Schweizer Strafrechtler, Freund Max Frischs, der die Behandlung seines Prostatakarzinoms ablehnte mit der Begründung: „Ich will nicht in die chirurgisch – urologische – radiologische Maschine hineinkommen, weil ich dann Stück um Stück meine Freiheit verliere", finde ich die Gründe dafür: „Erstens muß man keine Rücksichten mehr nehmen, mehr als das Leben kann dir niemand nehmen. Zweitens kann man alles vorbereiten und abschließen ... Beim

Leben aus der Todesperspektive wird alles sehr viel einfacher und klarer . . . Daß die Uhr abläuft, das ist erfahrbar . . . Der Tod bleibt sich gleich, aber das Leben wird anders . . . Die Zeit wird wertvoller" [10]. Und auch Jean Cameron schreibt, daß eine lebensbedrohende Krankheit neben vielerlei Kummer auch Gaben mit sich bringe, und – so paradox das klinge – eine der wichtigsten Geschenke sei Zeit, „Zeit, mit allen möglichen Dingen ins reine zu kommen. Man stellt fest, welche Dinge im Leben wirklich von Bedeutung sind und welche unwichtig sind." Während eines unerwarteten Schneesturms denkt sie. „Wird dies das letzte Mal sein? Das war kein trauriges Erlebnis. Es war eine Freude. Ich betrachtete die Schneeflocken in einer Weise, wie ich das wirklich niemals zuvor getan hatte. Wenn ich keinen Krebs gehabt und nicht gewußt hätte, daß ich sterben würde, so bezweifle ich, daß ich irgendeinen weiteren Gedanken an diesen Tag verschwendet hätte" [1]. „Etwas zum letzten Mal sehen ist fast so gut, wie etwas zum ersten Mal sehen", heißt es bei Peter Noll [10].

Die Wahrheit ist ein integrierender Faktor der Arzt-Patienten-Beziehung. Einem Kranken, der wirklich wissen möchte, wie es um ihn steht, die Wahrheit zu verweigern, heißt ihn entmündigen.

Wo bleibt dann die Hoffnung? Die Hoffnung verläßt den Menschen nie. Das läßt auch Krebskranke, wie E. Kübler-Ross durch ihre weit verbreiteten Untersuchungen an Sterbenden gezeigt hat, so oft alle Untersuchungen, alle einschneidenden Behandlungen über sich ergehen in der Hoffnung, der dadurch vielleicht erreichbare Zeitaufschub könne genügen, bis das alles verändernde Heilmittel endlich gefunden sei [8]. Und in der Tat ist Hoffnung immer, weil auch Ärzte zwar (fast) immer wissen, daß der Krebs zum Tode führen wird, aber doch nie sicher sind, wann das Ende kommen wird. So ist *Zeit* Hoffnung. Zeit, in der alles darauf ankommt, das verbleibende Leben lebenswert zu machen. Auch diese Aufklärung schuldet der Arzt seinem Patienten.

Krebskranke im fortgeschrittenen Stadium leben neben der Welt, nicht mehr ganz in ihr. Richtig geführt, leben sie bewußter, intensiver. Im Bewußtsein ihres bevorstehenden Todes kann ihnen jeder noch verbleibende Tag ein Geschenk sein. So gehört zur Betreuung von terminal Kranken auch das Hinführen zum Tode.

Beim Krebskranken im Endstadium können wir den Tod nicht mehr abwenden. Wir sollten daher alles daran setzen, daß der Kranke, aber ebenso alle mit ihm Leidenden, seinen Tod akzeptiert. „Das Sterben des Menschen", so hat es Joseph Kardinal Höffner formuliert, „ist als die letzte große Lebensaufgabe zu verstehen, die jeder zu bewältigen hat. Diese Aufgabe kann ihm von niemandem abgenommen werden. Wohl aber kann und muß dem sterbenden Menschen dabei Hilfe zuteil werden" [6]. Wer sich mit seinem Tod auseinandergesetzt hat, für den wird der Tod nichts Schreckliches haben. Wir erinnern uns an Mozarts Brief (vom 4. April 1787) an seinen Vater: „ . . . da der Tod . . . der wahre Endzweck unseres Lebens ist, so habe ich mich seit ein paar Jahren mit diesem wahren, besten Freund des Menschen so bekannt gemacht, daß sein Bild allein nichts schreckendes mehr für mich hat, sondern recht viel beruhigendes und tröstendes! Und ich danke meinem Gott, daß er mir das Glück gegönnt hat . . ., ihn als den Schlüssel zu unserer wahren Glückseligkeit kennen zu lernen . . . – Und es wird doch kein Mensch . . . sagen können, daß ich im Umgang mürrisch oder traurig wäre" [7].

Nicht der Tod ist wesentlich, sondern die Qualität unseres Lebens bis dahin. Nicht die Länge unseres Lebens ist entscheidend, sondern ob es erfüllt war.

Patienten mit einer lebensbegrenzenden Erkrankung brauchen mehr persönliche Pflege als solche, die geheilt werden können. Der Krebskranke soll nicht allein sein, sondern wirkliche Zuwendung bekommen. Er soll auch nicht im Bett liegen müssen. Er soll keine Schmerzen erleiden. Erst wenn seine Schmerzen für den Kranken wieder erträglich sind, sind ihm auch wieder soziale Kontakte möglich. Nur bei erhaltenen Sozialkontakten läßt sich auch mit Krebs noch ein erfülltes Leben führen. Nach einem erfüllten Leben kann auch Sterben erträglich werden [12].

Sein Leben soll aber auch nicht künstlich verlängert werden, sondern einen natürlichen Verlauf nehmen dürfen. Wenn jemand schon sterben muß, dann soll er in Würde sterben und nicht „human" durch Zyankali. Wenn dem Krebskranken die Medizin nicht mehr helfen kann, dann hilft ihm immer noch eine stabile zwischenmenschliche Beziehung. Dann muß „cure" durch „care" ersetzt werden, „Heilen durch Umsorgen". Dann muß wieder gelten, was der große englische Arzt Sir William Osler (1849 – 1919) zu Anfang unseres Jahrhunderts sagte: daß es wichtiger sei zu wissen, welcher *Mensch* eine Krankheit hat als welche *Krankheit* ein Mensch hat. Hans-Martin Sass, der Bochumer Philosoph, der halbjährlich auch am Kennedy-Center for Medical Ethics in Washington, D.C. lehrt, spricht davon, daß wir nicht nur das *Blutbild* sondern auch das *Wertbild* des Kranken erkunden müssen, wenn wir ihn gültig behandeln wollen [11].

Begleitung als Hilfe

Im Grunde läuft die Betreuung von sterbenden Krebspatienten auf 2 einfache Prinzipien hinaus: Auf die adäquate Schmerzbekämpfung und

auf die mitmenschliche Begleitung. Wir müssen den Sterbenden begleiten, damit der nicht mehr allein ist. Der Sterbende selber ist einsam, denn
in „der Gegenwart eines Sterbenden sehen wir eine eigentümliche Verle-
genheit der Lebenden. Sie wissen oft nicht, was zu sagen. Für die
Sterbenden kann das recht bitter sein. Noch lebend, sind sie bereits
verlassen" [4]. „Einsamkeit bedeutet Alleinsein. Man kann auch allein
sein mitten zwischen anderen, wenn man denen gleichgültig ist." In der
Einsamkeit „zeigt sich, wie fundamental die Bedeutung des Menschen für
Menschen ist und wie Sterbende sich fühlen müssen, wenn sie von den
Lebenden aus deren Gemeinschaft ausgeschlossen werden." [4]. Der
holländische Medizinethiker Paul Sporken hat das eindringlich so ge-
faßt: Der Helfer sei dazu da, den Hilfsbedürftigen zu begleiten. Es sei
nicht seine Aufgabe, den anderen zu führen. Begleitung müsse so sein, wie
in der Musik, wo der Begleiter ja auch nicht die Melodie spiele [14].
Ärzte, die der Begegnung mit dem Sterbenden ausweichen wollen, werden sich immer wieder hinter einer ihrer Verrichtungen verstecken,
hinter Röntgenbildern, Blutdruckmeßgeräten, Spritzen. „Die Medizin
hat in dem Maße, wie sie Instrumente zur Behandlung von Krankheits-
symptomen hat, in der Geschichte die Dimension der Begleitung verloren" [9]. Nur noch der Seelsorger kommt mit leeren Händen zum
Kranken. Er hat nichts zu hantieren, zu spritzen, zu messen. Er muß sich
der Begegnung stellen. Seine Aufgabe subsummiert der Wuppertaler
Krankenhauspfarrer Dieter Christ, indem er auf das elementare Kriterium Jesu für das Bestehen im Weltgericht (Matthäus 25, 36) eingeht:
„Ich bin krank gewesen, und ihr habt mich besucht." „Es heißt dort
nicht", so Christ, „ich bin krank gewesen, und ihr habt mich bekehrt,"
oder, „ich bin krank gewesen, und ihr habt meine Probleme gelöst,"
sondern, „ihr habt mich besucht" [2]. „Vor dem Behandeln liegt das
Kranke besuchen im Sinne der Begegnung auch mit ihrem Leid. Instru-
mentenlosigkeit ist der Anfang allen Begleitens" [9]. Unsere Kranken
sollten sich Ärzte wünschen, die sich ihre eigene Hilflosigkeit gegenüber
dem terminalen Krankheitsstadium frühzeitig eingestehen, indem sie den
Zeitpunkt des Terminalstadiums frühzeitig ansetzen, Ärzte, die nicht
ständig versuchen, dem begrenzten Leben Zeit hinzuzufügen, sondern
die alles daransetzen, der begrenzten Zeit Leben zu geben. Ärzte, die sich
nicht an Überflüssigem versuchen. „Überflüssig", definiert Gallmeier, ist
„diagnostisches oder therapeutisches Handeln dann, wenn es dem Kranken in seiner ganz individuellen Situation nicht nützt, das heißt, keinen
weiteren Vorteil in seiner Krankheitsbewältigung mit sich bringt. Über-
flüssige Maßnahmen bringen andererseits Belastungen und Belästigun-
gen mit sich, die letztlich seine Lebensqualität beeinträchtigen" [5].

Der wahre Arzt ist ein Helfer, der Hilfe nicht versteht als *Machen*, als *Technik*, sondern als *Da-sein, Vorhanden-sein, Ansprechbar-sein*. Dann ist der Helfer auch dem Sterbenden gegenüber nur noch hilflos gegenüber Beschwerden, denen nicht mehr abzuhelfen ist, aber nicht hilflos in *mitmenschlicher Solidarität*.

Krebsschmerzkranke im fortgeschrittenen Stadium fürchten kaum noch den Tod. Sie fürchten den Schmerz. Aber gegen den können wir fast immer noch genügend tun. Sie fürchten auch den körperlichen Verfall, ihre Hilflosigkeit, ihre Abhängigkeit. Aber der Umgang mit Krebskranken im terminalen Stadium hat uns zweierlei gelehrt:

Je mehr beim Sterbenden die Lebensqualität abnimmt, um so stärker wächst die Beziehung zu seiner Umgebung, wenn sie frühzeitig aufgebaut wurde und ihr die Chance dazu weiter gegeben wird. Der Krebskranke darf nicht abgeschrieben werden. Er soll sein normales Leben weiterleben, so gut er kann. Auch der Sterbende darf nicht vom Sterben abgeschirmt werden. Vielmehr ist sein Sterben in das tägliche Leben aller Beteiligten einzubeziehen. Nur dann wird er sich nicht verlassen vorkommen, und:

Kein Sterbender, er mag ein Herr, groß und stark wie irgendeiner, gewesen sein, hat mehr das Bedürfnis, Eindruck zu machen. So wird der Kranke, der weiß wie krank er ist, für die anderen zu einem großen Befreier, weil auch der andere sich nicht vor ihm verstecken muß (D. Christ, persönl. Mitteilung).

Und noch eins sollten wir wissen, was der große Chirurg Rudolf Nissen, Schüler von Sauerbruch und lange Zeit Ordinarius in Basel sagte: „Der Tod ist der Horizont unseres Lebens, aber der Horizont ist nur das Ende unserer Sicht" [16].

Als Schlußsatz will ich die wichtigste Verordnung für die Betreuung terminal Kranker mit Krebsschmerz, damit sie sich einprägt, noch einmal angeben:

Rp: Das Gespräch in hohen Dosen geben.

Literatur

1. Cameron J (1983) Heute will ich leben. Kreuz, Stuttgart
2. Christ D (1983) Ich bin krank gewesen und ihr habt mich besucht. Z Humanist Psychol 3/4: 74
3. Eissler KR (1965) Der sterbende Patient. Zur Psychologie des Todes. Fromann-Holzboog, Stuttgart-Bad Cannstatt (Problemata 61)

4. Elias N (1982) Über die Einsamkeit der Sterbenden in unseren Tagen. Suhrkamp, Frankfurt am Main
5. Gallmeier WM, Wetzlar M, Grunsch U, Rüttinger EM (1985) Überdiagnostik und Übertherapie in der Onkologie. Münch Med Wochenschr 127: 383
6. Höffner J Kardinal (1986) Gedanken über Sterbehilfe. Arzt und Krankenhaus 59: 194
7. Kolb A (1987) Mozart. Fischer, Frankfurt, S 204 f.
8. Kübler-Ross E (1975) Interviews mit Sterbenden. Gütersloher Taschenbücher, Gütersloh
9. Maier-Scheu J. zit. nach Christ (1983)
10. Noll P (1984) Diktate über Sterben und Tod. Pendo, Zürich
11. Sass H-M, Viefhues H (1987) Bochumer Arbeitsbogen zur medizinethischen Praxis. Zentrum für med. Ethik, Bochum
12. Schara J (1986) Patientenführung bei Krebsschmerz. In: Doenicke A (Hrsg) Schmerz, eine interdisziplinäre Herausforderung. Springer, Berlin Heidelberg New York Tokyo, S 69–83
13. Schara J (1990) Was bedeutet Lebensqualität bei Krebs? In: Aulbert E, Niederle N (Hrsg) Die Lebensqualität des chronisch Krebskranken, Thieme, Stuttgart New York, S 1–14
14. Sporken P (1977) Die Sorge um den kranken Menschen. Grundlagen einer neuen medizinischen Ethik. Patmos, Düsseldorf, S 52–54
15. Uexküll T von (1980) Die Entdeckung der „inneren Wirklichkeit" des Patienten. Frankfurter Allgemeine Zeitung, 01.07.1980
16. Wachsmuth W (1982) In memoriam Rudolf Nissen. Dtsch Ges Chir 11: 6

Entwicklung der Palliativmedizin in Deutschland

D. Zech

Ursprung der Hospizbewegung

Bereits seit Ende des letzten Jahrhunderts gab es in Großbritannien spezielle Klinikstationen und Heime für unheilbar Kranke und Sterbende. Sie können als Vorläufer des 1967 eröffneten Londoner St. Christopher's Hospice angesehen werden, das heute gemeinhin als Ursprung und Ausgangspunkt der modernen Hospizbewegung gilt. St. Christopher's Hospice ist untrennbar verbunden mit dem Namen seiner Gründerin, der englischen Ärztin, Krankenschwester und Sozialarbeiterin Cicely Saunders.

Mittlerweile sind 193 stationäre Hospiz-und Palliativeinrichtungen mit 2 993 Betten, 400 Hausbetreuungsdienste und 200 Tageshospize in Großbritannien registriert [7]. Im Haushaltsjahr 1990/91 stellte die britische Regierung rund 22 Mio. DM für diese Einrichtungen zur Verfügung. Weitere rund 33 Mio. DM wurden von Kommunen und anderen öffentlichen und privaten Trägern aufgebracht [3].

Hospize (lat. hospitium: Gastfreundschaft, Herberge), die Waisen, Bedürftigen, Reisenden, Kranken und Sterbenden Unterkunft, Verpflegung und Hilfe gewährten, gab es, initiiert durch religiös engagierte Menschen, bereits seit dem Beginn des Christentums im Römischen Reich. Als im 4. Jahrhundert die ersten christlichen Orden gegründet wurden, übernahmen sie die Leitung der Hospize. Im Mittelalter bildeten sich sogar eigene Hospitalorden und in der Zeit nach der Reformation – sie hatte zu einer Schließung der Klöster und ihrer Hospize und zur Einrichtung der ersten Hospitäler als Vorläufer unserer Krankenhäuser geführt – wurde die Idee in Frankreich, Deutschland und Irland erneut aufgegriffen und neue Hospize eröffnet. Um die Jahrhundertwende gründeten Schwestern des Ordens „Irische Schwestern der Barmherzigkeit" in London das St. Joseph's Hospice, das Cicely Saunders, die selbst einige Zeit in diesem Haus tätig war, als Anstoß für die Planung des St. Christopher's Hospice diente [16, 17].

Ziele der Hospizbewegung

Ziel der Hospizbewegung ist eine ganzheitliche Betreuung Schwerstkranker und Sterbender sowie die Linderung ihrer physischen, psychischen, sozialen und spirituellen Leiden. Die Angehörigen werden in die Betreuung einbezogen und erhalten Hilfe und Begleitung. Hospitalität und modernes medizinisches Wissen werden vereint. Obwohl Hospize Häuser sind, deren Einrichtung speziell auf die Bedürfnisse schwer kranker und sterbender Patienten ausgerichtet ist, sind sie nicht an ihrer äußeren oder inneren baulichen Gestaltung zu erkennen, vielmehr an der Verwirklichung eines *bestimmten* Konzepts medizinischer, pflegerischer und spiritueller Fürsorge, einer „bestimmten Einstellung zum Tod und der Fürsorge für den Sterbenden und seine Angehörigen" (Buckingham). Sie orientieren sich an den Wünschen dieser Menschen und berücksichtigen dabei v.a. die 4 Kernbedürfnisse sterbender Menschen.

Die 4 Kernbedürfnisse sterbender Menschen

- Im Sterben nicht alleine gelassen zu werden, sondern an einem vertrauten Ort (möglichst zu Hause) inmitten vertrauter Menschen zu sterben.
- Im Sterben nicht unter starken körperlichen Beschwerden (z.B. Schmerzen) leiden zu müssen.
- Die Regelung letzter Dinge (*unerledigter Geschäfte*).
- Das Stellen der Sinnfrage (z.B. nach dem Sinn des Lebens und Sterbens) und das Erörtern der Frage nach dem *Danach*.

Entwicklung der verschiedenen Dienste des St. Christopher's Hospice

Bereits Jahre vor der Gründung des St. Christopher's Hospice war von Cicely Saunders ein ambulanter Dienst eingerichtet worden. Nach der Eröffnung wurde dem stationären Bereich deshalb frühzeitig eine Ambulanz (Outpatient Department) und ein Hausbetreuungdienst (Home Care Service) hinzugefügt, um dem häufigen Wunsch schwerkranker und sterbender Patienten nach einem Verbleiben in der häuslichen Umgebung entsprechen zu können. Die Krankenschwestern und Sozialarbeiter des Hausbetreuungsdienstes dienen dabei als Verbindungsglied zwischen Hospiz und Hausarzt, Apotheker und Gemeindeschwester. Sie ermöglichen auf diese Weise die Verwirklichung der Hospizidee im Heim des Patienten. Als weiterer Dienst wurde schließlich ein „Bereavement

Support Team" eingerichtet, das sich in Einzel- und Gruppensitzungen um Hinterbliebene kümmert und ihnen Hilfestellung und Stützung bei der Bewältigung der Trauerarbeit gibt. Das Bildungszentrum (Education Center) des Londoner Hospizes, das zunächst der Fort- und Weiterbildung von Ärzten, Pflegekräften und anderen Berufsgruppen sowie der Information interessierter Laien diente, entwickelte sich im Laufe der Zeit darüber hinaus zu einer Zentrale für die Hospizbewegung, die durch ihre weltweiten Kontakte einen regen Informationsaustausch über die Kontinente hinweg bewerkstelligt.

Die Verbreitung der Hospizidee

Nach dem Londoner Vorbild entstanden in den Folgejahren zahlreiche Einrichtungen in Großbritannien und angloamerikanischen Ländern wie den USA, Kanada, Australien und Neuseeland, etwas später auch in Italien, der Schweiz, Skandinavien, Frankreich und Japan sowie in den letzten Jahren in einigen osteuropäischen Ländern wie Polen und Rußland. Mittlerweile hat sich der Hospizgedanke in über 40 Ländern rund um den Erdball verbreitet, so daß von einer weltweiten Bewegung gesprochen werden kann.

Palliativstation, Konsiliarteam und Tagesklinik

Als neue Hospizvariante entstand 1975 in Kanada am Royal Victoria Hospital in Montreal unter der Federführung des Onkologen Balfour Mount die weltweit erste Palliativstation. Im Gegensatz zum St. Christopher's Hospice, einem selbständigen Haus, das speziell auf die Bedürfnisse behinderter und sterbender Patienten eingerichtet ist, aber weder eigene Labor- oder Röntgeneinrichtungen besitzt, noch direkten Anschluß an ein Krankenhaus hat, ist diese Station Teil einer modernen Universitätsklinik und kann auf deren Ressourcen zurückgreifen. So können Hospize als eigenständige Häuser ohne die an Krankenhäusern übliche medizinisch-technische Ausstattung, wohl aber mit behindertengerechten Einrichtungen gelten, während Palliativstationen als eigenständige Stationen oder gar Abteilungen an Krankenhäuser angebunden sind. Eine einheitliche und allgemein akzeptierte Kategorisierung der verschiedenen Hospizeinrichtungen besteht jedoch nicht.

Neben diesen beiden Varianten haben sich weitere Formen des Hospizdienstes entwickelt, die vom Konsiliarteam im Krankenhaus bis zur eigenständigen Tagesklinik reichen. Einen Überblick gibt Tabelle 1.

Tabelle 1. Organisationsformen von Hospizeinrichtungen. (Mod. nach [3])

Krankenhauseinrichtungen	Hausbetreuungsdienst
– Konsiliarteam – Bereich auf Allgemeinstation – separate Bettenstation	– Krankenhaus/Hospiz – Gemeindedienst – Unabhängige Einrichtung – Ehrenamtlicher Dienst
Hospiz	Tagesprogramme
– Krankenhausanschluß – separates Hospiz	– Krankenhaus/Hospiz – Tagesklinik

Palliative Therapie

Die kurative (lat. curare: heilen) Behandlung von Krankheiten ist das erklärte Ziel der Medizin. Da dies bis zum heutigen Tage bei den meisten Erkrankungen nicht erreichbar ist, kommt der Behandlung einzelner Symptome, der „palliativen Therapie" (lateinisch pallium: Mantel), erhebliche Bedeutung zu. Obwohl somit der größere Teil der modernen Medizin über alle Fachrichtungen hinweg einen palliativen Ansatz verfolgt, wird dieser Begriff zunächst v.a. mit der Onkologie in Verbindung gebracht. Hier wird mit der palliativen Behandlung maligner Tumoren auf eine Lebensverlängerung und Symptomlinderung abgezielt. Können bei einem kurativen Behandlungsansatz größere Risiken und u.U. schwere Nebenwirkungen in Kauf genommen werden, so ist die palliative Therapie auf eine Minimierung derselben ausgerichtet und die Lebensqualität ein wichtiger Faktor bei der Therapieplanung [14].

Bedingt durch die englische Hospizbewegung hat der Begriff „palliative Therapie" (engl. „palliative care") jedoch eine neue, etwas veränderte Bedeutung erlangt. Beim terminalen Patienten, bei dem eine Lebensverlängerung nicht mehr sinnvoll ist, steht die Linderung der Krankheitsbeschwerden ganz im Vordergrund. Eine Lebensverlängerung wird nicht angestrebt, Risiko und Nebenwirkungen der Behandlung dürfen den Nutzen der palliativen Therapie nicht beeinträchtigen. Da es sich in Hospizeinrichtungen immer um Patienten in der letzten Krankheitsphase handelt, wird im Englischen synonym auch der Begriff „terminal care" verwendet. Im Deutschen hat sich die Bezeichnung „Palliativmedizin" durchgesetzt, die aufgrund ihrer Ähnlichkeit mit dem Begriff „palliative Therapie" immer wieder Anlaß zu Diskussionen um

Inhalt und Definition derselben gibt. Es ist die Einstellung gegenüber der Symptombehandlung, die die Palliativmedizin von der klassischen Medizin unterscheidet. Die Befreiung oder Linderung von Symptomen wird zum alles überragenden Mittelpunkt der Therapie. Als weiteres wichtiges Element gilt die Kommunikation mit dem schwerkranken oder sterbenden Patienten und seinen Angehörigen. Aufrichtigkeit bei der Mitteilung *schlechter Nachrichten* und Hilfestellung bei der Trauerverarbeitung sind hierfür Beispiele. Die Rehabilitation des Kranken soll schließlich als dritter Baustein ein, an den verbliebenen Fähigkeiten gemessen, *normales* Leben, z.B. die Pflege sozialer Kontakte und die Ausübung liebgewordener Gewohnheiten, ermöglichen [8, 9, 14].

Die Palliativmedizin hat sich mittlerweile in einigen Ländern zu einer eigenen Disziplin entwickelt. In Großbritannien wurden Ausbildungskurse für Studenten und Weiterbildungslehrgänge für Ärzte eingerichtet. Seit 1987 besteht dort die Möglichkeit zur Spezialisierung in diesem Bereich. Die vierjährige Weiterbildung vermittelt Kenntnisse in Onkologie, Pharmakologie, Symptomkontrolle und Psychoonkologie. Kanada, England und Australien haben inzwischen sogar Lehrstühle für das neue Fach eingerichtet. In einigen europäischen Ländern wie Italien, England, Irland und der Schweiz sind Gesellschaften für Palliativmedizin entstanden. Seit 1990 existiert sogar eine europäische Gesellschaft für Palliativmedizin (European Association for Palliative Care, *EAPC*).

Hospizeinrichtungen nur für Krebskranke?

Hospize sind in Deutschland v.a. als *Sterbekliniken* für terminal Krebskranke bekannt geworden. Dabei sollte beachtet werden, daß der Hospizgedanke nicht nur für Patienten mit speziellen Erkrankungen gilt, sondern für alle terminal Kranken. So gehörten Patienten mit Amyotropher Lateralsklerose oder Multipler Sklerose bereits frühzeitig zu den Patienten, die im St. Christopher's Hospice aufgenommen wurden. Heute stehen viele Hospizeinrichtungen im Ausland auch Aids-Patienten oder Kindern offen, andere sind sogar speziell für diese Patientengruppen geschaffen worden.

Ausbildung in Palliativmedizin

Neben den Einrichtungen für die Patientenversorgung entwickelten sich spezielle Organisationen, die Ausbildungsgänge für Ärzte, Pflegekräfte

und andere an der Krankenversorgung beteiligte Berufsgruppen an-
bieten. In den USA widmet sich seit 1985 das Hospice Education
Institute, in England die Lisa Sainsbury Foundation dieser Aufgabe.
Theoretische und praktische Ausbildung bieten jedoch auch größere
Hospizeinrichtungen wie das St. Christopher's Hospice oder Kliniken
wie das Royal Marsden Hospital in London an.

Entwicklung in Deutschland

Bereits in den 60er Jahren entstehen erste Kontakte deutscher Ärzte und
Theologen mit der sich gerade entwickelnden englischen Hospizbewegung. Nachdem Mitarbeiter des Tübinger Paul-Lechler-Krankenhauses,
einer Klinik für Tropenmedizin und Innere Krankheiten, Londoner
Hospize kennengelernt hatten, begannen sie die dort gemachten Erfahrungen in ihrem Haus umzusetzen. Elemente der Hospizmedizin wie
Schmerztherapie, Symptomkontrolle, Sterbebegleitung und Einbeziehung der Angehörigen wurden in die tägliche Arbeit integriert, ohne den
ursprünglichen Aufgabenbereich des Krankenhauses zu verlassen. Insofern hatte das Paul-Lechler-Krankenhaus schon sehr früh eines der Ziele
der Hospizbewegung, Krankenhäuser an alte, vergessene Aufgaben zu
erinnern, für sich umgesetzt [13].
      Erstmals breitere Bekanntheit in Deutschland erlangte die Hospizbe-
wegung durch den 1971 im Fernsehen ausgestrahlten Dokumentarfilm
Noch 16 Tage ... Eine Sterbeklinik in London, den Pater Reinhold Iblacker mit einem Fernsehteam im Londoner St. Christopher's Hospice
gedreht hatte. Reinhold Iblacker hatte Cicely Saunders an der Yale
University anläßlich der Verleihung ihrer Ehrendoktorwürde kennengelernt und dadurch den Kontakt nach London gefunden [3]. Der Film
löste heftige Reaktionen aus und führte zu Mißverständnissen und
Mißdeutungen der Hospizidee, die sogar als ein Schritt zur Euthanasie
gedeutet wurde. Da andere Informationsquellen über die Hospizbewegung damals in Deutschland nicht verfügbar waren und englische offen-
sichtlich nicht ausreichend genutzt wurden, hat der Film das Bild der
Sterbekliniken bei uns für lange Jahre, mancherorts vielleicht bis heute,
geprägt. So scheinen auch die ablehnenden Stellungnahmen von Kirchen, Wohlfahrtsverbänden, Krankenhausgesellschaften und fachkun-
digen Einzelpersönlichkeiten auf eine Anfrage des Bundesministeriums
für Jugend, Gesundheit und Familie aus dem Jahr 1978 „nach einer
Befürwortung des Baus von Sterbekliniken in Deutschland" von diesen
Vorstellungen durchdrungen. Der unglücklich gewählte Titel des Films

hat zudem die Bezeichnung „Sterbekliniken" für Hospize bei uns eingeführt. Eine Bezeichnung, die sich bis heute in den Köpfen vieler Menschen gehalten hat und die möglicherweise ihren Einfluß auf die frühe
Diskussion um die Hospizidee nahm. Als wesentlicher Grund für die
zunächst ablehnende Haltung wird jedoch auch eine mangelhafte Sach-
information über die Ziele und Inhalte der britischen Hospizmedizin
genannt. Dies folgert Thomas Scheffel 1983 im Rahmen seiner Dissertation zum Thema *Die Versorgung sterbender Patienten im Krankenhaus – Ansätze in Deutschland auf dem Hintergrund der britischen „terminal care"* aus seiner Analyse deutscher Diskussionsbeiträge um *Sterbekliniken* [10.].

   In den 70er und 80er Jahren verstärken sich die deutschen Kontakte
nach England und es entstehen eine größere Zahl von Hospizinitiativen
in der gesamten Bundesrepublik, vereinzelt auch in der früheren DDR.
Die Ideen der Hospizbewegung finden punktuell Eingang in die Arbeit
niedergelassener Ärzte, onkologischer Schwerpunktpraxen, in die häusliche Krankenpflege, in Projekte der ambulanten Tumornachsorge und in
Krankenhäuser.

   In den frühen 70er Jahren übernimmt der Internist Paul Becker,
angeregt durch seine Kontakte nach England, als erster niedergelassener
Arzt in Deutschland den Hospizgedanken in seine praktische Arbeit. Im
Jahr 1986 gründet er die Internationale Gesellschaft für Sterbebegleitung
und Lebensbeistand e.V. (IGSL), die durch Fortbildungsveranstaltungen
und Lehrgänge in Hospizmedizin, neben anderen Vereinen und Initiativen, einen wichtigen Beitrag zur Verbreitung der Hospizidee geleistet
hat und heute in einer Reihe deutscher Städte vertreten ist [3].

   Die meisten Onkologen stehen der Hospizbewegung bis heute eher
ablehnend gegenüber. Dies ist umso bemerkenswerter, als mit Prof.
Kleeberg bereits 1976 ein internistischer Onkologe Elemente der Palliativmedizin in seine onkologische Schwerpunktpraxis in Hamburg inte-
grierte. Wesentliche Merkmale der Praxis sind eine interdisziplinär be-
setzte Tagesklinik und die Kontinuität der Fürsorge („continuity of
care") für Patienten und ihre Familien, die, auch durch die Mitarbeit von
Onkologieschwestern, rund um die Uhr bis in ihr Heim reicht. Darüber
hinaus ist es ihm gelungen, die Palliativmedizin in Gesellschaften wie der
Deutschen Krebsgessellschaft, denen er seit vielen Jahren angehört,
wirkungsvoll zu thematisieren [3].

   Die erste stationäre Hospizeinrichtung in Deutschland wird 1983 mit
Unterstützung der Deutschen Krebshilfe (DKH) an der Chirurgischen
Universitätsklinik in Köln eröffnet (Abb. 1). Die „Station für Palliative
Therapie" ist das folgerichtige Resultat einer langjährigen Erfahrung in

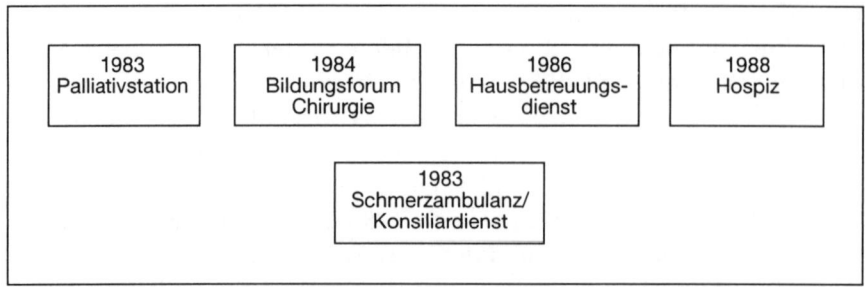

Abb. 1. Teilprojekte der 1. Deutschen Hospizeinrichtung mit separater Bettenstation an der Universitätsklinik Köln

der chirurgischen Tumornachsorge und enger Verbindungen zum Londoner St. Christopher's Hospice, die sich in der Person des Theologen Zielinski widerspiegeln. Dem englischen Vorbild folgend entstehen in den nächsten Jahren, mit weiterer Unterstützung durch die DKH, das „Bildungsforum Chirurgie", das Kurse und Seminare zu den Themen Hospizbewegung und Palliative Therapie für medizinisches Fachpersonal und Laien anbietet, und der Hausbetreuungdienst als ambulanter Pflegedienst. Das 1988 eröffnete Hospiz, das als sog. „low care unit" für alleinstehende, pflegeintensive Patienten mit voraussichtlich längerer Lebenserwartung (Monate) konzipiert wurde, wird im Jahr 1991 eine eigenständige Einrichtung. Die dem Projekt angegliederte anästhesiologische Schmerzambulanz trägt, neben der Versorgung ambulanter Patienten, auch die schmerztherapeutische Versorgung der Patienten der Palliativstation und, im Rahmen eines Konsiliardienstes, die anderer stationärer Patienten im Klinikum. Mit diesem umfassenden Projekt engagiert sich die Deutsche Krebshilfe erstmals für die Idee der Palliativmedizin. In den ausklingenden 80er Jahren untersützt sie die Einrichtung zwcicr weiterer Palliativstationen an der Robert-Janker-Klinik (1988) und dem Malteser-Krankenhaus (1990), beide in Bonn.

Unter der Leitung von Prof. Student entsteht an der Evangelischen Fachhochschule Hannover 1984 die Arbeitsgruppe „Zuhause sterben". Sie bemüht sich um die Verbesserung der Situation Sterbender und Trauernder nach den Prinzipien der Hospizbewegung. Arbeitsschwerpunkte sind ein Informationsdienst für Betroffene, Angehörige und deren Helfer, die Ausbildung beruflicher und freiwilliger Helfer und die Beratung und Begleitung Sterbender und Trauernder. Folgt man der angelsächsischen Einteilung der verschiedenen Hospizdienste, würde man diese Arbeitsgruppe am ehesten als „consulting team", ein Team von Fachleuten und freiwilligen Helfern, bezeichnen, das den Zielen der

Hospizidee folgend Betroffenen und Angehörigen Untersützung durch Beratung anbietet [12]. Student hat darüber hinaus durch zahlreiche Veröffentlichungen dazu beigetragen, viele Fehl- und Vorurteile gegen die Hospizbewegung durch sachliche und fachkundige Argumente zu entkräften und daneben, durch das Verfassen praktischer Ratgeber nach englischem Muster, einen Beitrag zur Information von Ärzten und Pflegepersonal, und damit zur besseren Versorgung der Betroffenen geleistet.

Die meist fehlende Zeit für eine ausreichende psychosoziale Betreuung sterbender Patienten in Alten- und Pflegeheimen ist der Anlaß für die Entstehung der Stuttgarter Initiative „Sitzwache in Pflegeheimen" im selben Jahr. In den folgenden Jahren bilden sich eine Reihe weiterer Sitzwachengruppen in Stuttgart und Umgebung, die sich schließlich in der „Arbeitsgemeinschaft Sitzwachen in Stuttgart und Umgebung" zusammenschließen. Anfang 1991 sind 20 Gruppen mit ca. 350 Mitarbeitern zu verzeichnen, die in 26 Einrichtungen verschiedener Heimträger tätig sind. Sitzwachengruppen sind Teil des Gesamtkonzepts der Hospizbewegung in Stuttgart. Ihr Schwerpunkt ist die Betreuung der Menschen in Alten-und Pflegeheimen [3, 6]

In München wird 1985 unter Mitwirkung von Pater Iblacker der Christopherus-Hospiz-Verein gegründet. Der erste derartige Verein in Deutschland, der auch die Bezeichnung Hospiz in seinem Namen trägt [3]. Er ist Ausgangspunkt für eine Reihe von Entwicklungen in München, die in der Eröffnung eines stationären Hospizes und eines professionellen Hausbetreuungsdienstes münden. Zu den zahlreichen Aktivitäten des Vereins gehört u.a. die regelmäßige Herausgabe eines Informationsblattes und die Durchführung von Fortbildungsveranstaltungen. Ebenfalls im Jahr 1985 wird der Verein „Omega – Mit dem Sterben leben e.V." gegründet. Er ist der erste Verein, der sich bundesweit organisiert und dadurch wesentlich zur Verbreitung der Hospizidee in Deutschland beiträgt. Im Jahr 1991 besitzt Omega 10 Regionalgruppen mit rund 700 Mitgliedern [3].

Auf die Initiative von Pater Dr. P. Türks errichtet der Aachener Oratorianer-Konvent am dortigen Altenzentrum im Jahr 1986 zusätzlich ein Hospiz für terminale Patienten. Im Gegensatz zu angelsächsischen Empfehlungen wird das „Haus Hörn" nicht von einem Arzt, sondern von einem Geistlichen geleitet. Die medizinische Versorgung erfolgt durch die jeweiligen Hausärzte und in schwierigen Fällen durch Konsiliarärzte der nahen Universitätsklinik. Ein Beispiel, das Schule machte und später in anderen Hospizen aufgegriffen wurde. Das Hospiz „Haus Hörn" wird vom Landschaftsverband Rheinland als Langzeitpflegeheim mit einem Pflegesatz von momentan 191 DM pro Patient und Tag anerkannt [3].

Im Jahr 1987 wird in Stuttgart die Arbeitsgemeinschaft „Hospiz-Begleitung Sterbender und ihrer Angehörigen" ins Leben gerufen. Als Träger fungieren mit der Evangelischen Diakonissenanstalt, der Evangelischen Gesamtkirchengemeinde und der Evangelischen Gesellschaft, die alle ebenfalls in Stuttgart beheimatet sind, erstmals kirchliche Einrichtungen. Primäres Ziel der AG ist es, Angehörige bei der häuslichen Pflege Sterbender zu unterstützen. Als Fernziel wird die Errichtung eines stationären Hospizes angestrebt [2].

Das Hospiz „Zum Heiligen Franziskus" in Recklinghausen, das 1987 eröffnet wird, steht unter der Leitung einer Ordensschwester und gleicht hinsichtlich der ärztlichen Versorgung dem Aachener „Haus Hörn". Interessant ist das Finanzierungskonzept, das der Trägerverein entwickelt. Das Krankenzimmer wird vom Patienten angemietet, alle anderen Leistungen können einzeln in Anspruch genommen werden. Bei Inanspruchnahme aller Dienstleistungen waren vom Hospizbewohner 1992 Tageskosten in Höhe von DM 17.- selbst zu entrichten. Eine freiwillige Regelung läßt in Abhängigkeit von der finanziellen Situation des Einzelnen eine Erhöhung oder Senkung der Selbstkosten zu. Die ärztlichen und pflegerischen Leistungen werden analog der häuslichen Pflege bzw. der Krankenhausleistungen von den Krankenkassen übernommen [3, 4]. In den gleichen Zeitraum fällt die Eröffnung des „Christopherus-Hauses" in Frankfurt, einer privaten Tagesklinik, die räumlich und organisatorisch an eine bereits bestehende Schmerzpraxis angeschlossen wird. Das inhaltliche Konzept dieses Hauses ist breiter angelegt und übersteigt den Rahmen einer Hospizeinrichtung. So werden u.a. Kurse für Krebskranke unmittelbar nach Diagnosestellung und Primärtherapie angeboten, die sich beispielsweise mit Ernährungsberatung und Krankheitsverarbeitung befassen. Die Frankfurter Einrichtung bemüht sich somit nicht ausschließlich um Schwerkranke und Sterbende, sondern bietet bereits zu einem früheren Zeitpunkt Beratung und Hilfestellung an. Hausbesuche sind von ärztlicher Seite möglich. Leider sind viele der in großer Zahl und Vielfalt angebotenen Kurse und Seminare, die von Fachleuten geleitet werden, recht kostspielig und müssen meist privat bezahlt werden.

Im Jahr 1988 wird die Deutsche Hospizhilfe e.V. mit Sitz in Buchholz gegründet [3]. Das zunächst als Teil des Palliativprojektes an der Universität Köln im Jahr 1988 eingerichtete „Hospiz der Station für Palliative Therapie" wird 1991, nach dem Auslaufen einiger ABM-Stellen, als eigenständiges „Hospiz für Palliative Therapie", anfangs unterstützt von der Caritas, später über die Gründung eines Trägervereins finanziert, weitergeführt. Die Unterstützung eines Hospizes durch die Caritas be-

stätigt einen Sinneswandel der Kirchen und Wohlfahrtsverbände gegenüber der Hospizidee, der sich, 10 Jahre nach ihrer ablehnenden Stellung-
nahme auf die Anfrage des Bundesministeriums für Jugend, Familie und
Gesundheit, bereits seit 1988 abzeichnete [3].

Im Jahr 1991 beginnt erstmals in Deutschland ein von staatlicher
Seite initiiertes Palliativprojekt. Das Bundesministerium für Gesundheit
unterstützt in 12 Krankenhäusern die Einrichtung von Palliativstationen, „um modellhaft die Möglichkeiten zu erproben, die Versorgung
sterbender Krebspatienten in Krankenhäusern zu verbessern". Leider
geht der Beginn dieses Programms mit erheblichen Schwierigkeiten
einher, ist doch die Auswahl einiger Kliniken als Standort für Stationen
unverständlich, da die vom Ministerium geforderten Kriterien nicht
erfüllt sind. So gibt es in einigen Häusern weder Onkologen, noch Ärzte
mit Vorerfahrungen in der Tumorschmerztherapie oder gar Schmerz-
ambulanzen. Selbst einfache Prinzipien der Palliativmedizin, Inhalt und
geschichtliche Entwicklung der Hospizbewegung sind mancherorts un-
bekannt. In einigen Häusern scheint auch das Interesse an dem Arbeits-
bereich zunächst recht gering. Obwohl das medizinische Personal der
meisten Stationen in keiner Weise durch Ausbildung und Kurse auf seine
Aufgabe vorbereitet worden war, wird das Projekt vom in diesen Frage-
stellungen wenig erfahrenen Institut für Sozialmedizinische Forschung in
Herne wissenschaftlich begleitet. Die bislang berichteten Ergebnisse der
Begleitforschung spiegeln erwartetermaßen die Unzulänglichkeiten der
Gesamtplanung wider. Nach nun 2jähriger Laufzeit des Projekts hat sich
die Situation in einigen Häusern durch die Eigeninitiative von Mitarbeitern dennoch gebessert, so daß der Kenntnisstand des Personals zwischenzeitlich erheblich höher als initial einzuschätzen ist. Es bleibt zudem die Hoffnung, daß die Mehrzahl der Stationen nach Auslaufen des
Projekts von anderen Trägern weitergeführt wird. Im Frühjahr 1993 hat
sich die Zahl der geförderten und bereits im Betrieb befindlichen Stationen, darunter Einrichtungen in den neuen Bundesländern, auf 14 erhöht.

Das Ministerium für Arbeit, Gesundheit und Soziales des Landes
Nordrhein-Westfalen richtete 1992 unter der Bezeichnung „Alpha" An-
sprechstellen in Münster und Bonn zur Pflege Sterbender, Hospizarbeit
und Angehörigenbegleitung ein. Ab 1993 sollen Fortbildungsveranstaltungen für medizinisches Personal, andere Fachgruppen und interessierte Laien zu Themen aus der Palliativmedizin angeboten werden. Durch
die zunehmende Qualifikation soll schließlich eine Vernetzung der Versorgung Sterbender und ihrer Angehörigen in Nordrhein-Westfalen
(F. Rest) entstehen. Als weitere Maßnahme beschließt das Ministerium
den Aufbau von 20 Hausbetreuungsdiensten, die allerdings nur aus

ehrenamtlichen Helfern gebildet werden sollen und von einer examinier-
ten Krankenpflegekraft geleitet werden [15]. Von erfahrenen Fachleuten
aus dem Bereich der palliativen Hausbetreuung wird die Effizienz und
Beständigkeit derartiger ehrenamtlicher Dienste ohne entsprechende
professionelle Beteiligung (z.B. regelmäßige und qualifizierte Entla-
stungs- und Supervisionsangebote) allerdings stark angezweifelt.

Im Dezember 1992 wird das Dr.-Mildred-Scheel-Haus an der Universität Köln bezogen und im Januar 1993 anläßlich seiner offiziellen
Eröffnung von der DKH an das Land Nordrhein-Westfalen übergeben
(Abb. 2). Hier soll Palliativmedizin nicht nur auf der 17 Bettenstation, in
der Ambulanz und im Hausbetreuungsdienst praktiziert werden, sondern auch praktische und theoretische Ausbildung in den genannten
Bereichen und der angegliederten Dr.-Mildred-Scheel-Akademie angeboten werden. Während die räumlichen Voraussetzungen zum Aufbau
eines Ausbildungs- und Forschungszentrums für Palliativmedizin nun in
für Deutschland einzigartiger Weise erfüllt wurden, sind die Fragen der
Personalfinanzierung weiterhin offen. Bei der momentanen finanziellen
Situation der öffentlichen Hand scheint in naher Zukunft eine Umsetzung der hervorragenden Ausgangsbedingungen in die Praxis nur mit
Unterstützung anderer Geldgeber möglich.

Insgesamt sind dem Autor im Mai 1993 28 stationäre Hospiz- (170
Betten) und Palliativeinrichtungen (98 Betten) und eine erheblich
größere Anzahl professioneller und ehrenamtlicher Betreuungsdienste
mit allerdings recht unterschiedlichem Standard bekannt (Abb. 3–5). Für
die nähere Zukunft ist auch in der Bundesrepublik mit einer weiteren
Zunahme ambulanter und stationärer Einrichtungen zu rechnen, da
Hospizinitiativen in einer großen Zahl von Städten und Regionen exi-

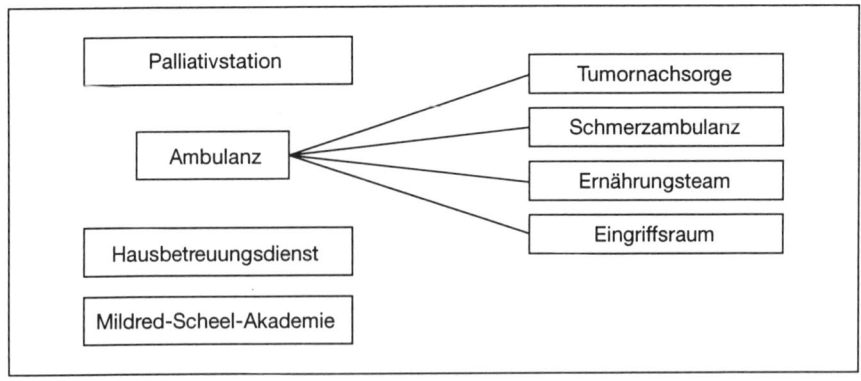

Abb. 2. Struktur des Dr.-Mildred-Scheel-Hauses an der Universität Köln

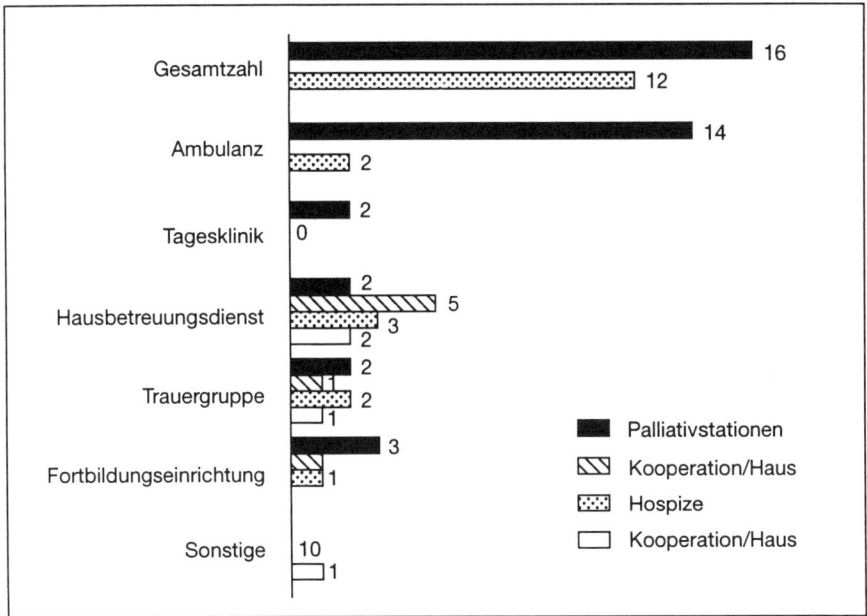

Abb. 3. Palliativstationen und stationäre Hospize in Deutschland (Mai 1993) mit ange-schlossenen Diensten. Hierbei wird zwischen zur stationären Einrichtung gehörigen Diensten und Kooperationsmodellen bzw. im Krankenhaus verfügbaren Diensten unter-schieden

stieren, die häufig als Endziel die Errichtung eines eigenen stationären Hospizes planen.

Der Versuch, die verschiedenen Hospizinitiativen in Deutschland auf Anregung der „Arbeitsgemeinschaft für Medizinische Ethik und Gesell-schaftsbildung e.V." (AMEG) unter dem Dach einer „Bundesarbeits-gemeinschaft Hospiz zur Förderung von stationären Hospizen, ambu-lanten Hospizen und Palliativstationen" zu vereinen, schlägt während der 4. Kölner Hospiztage im Februar 1992 fehl. Der Bundesverband wird zwar gegründet, jedoch treten ihm wichtige Vereine und Gesellschaften wie OMEGA, IGSL und die Deutsche Hospizhilfe nicht bei [3].

Die Stellung der Kirchen zur Hospizbewegung

Während Kirchen und Wohlfahrtsverbände im Jahr 1978 auf eine An-frage des Ministeriums für Jugend, Familie und Gesundheit noch den Bau von *Sterbekliniken* in Deutschland nach englischem Muster ablehn-ten, begann 10 Jahre später eine neue Bewertung der Hospizbewegung.

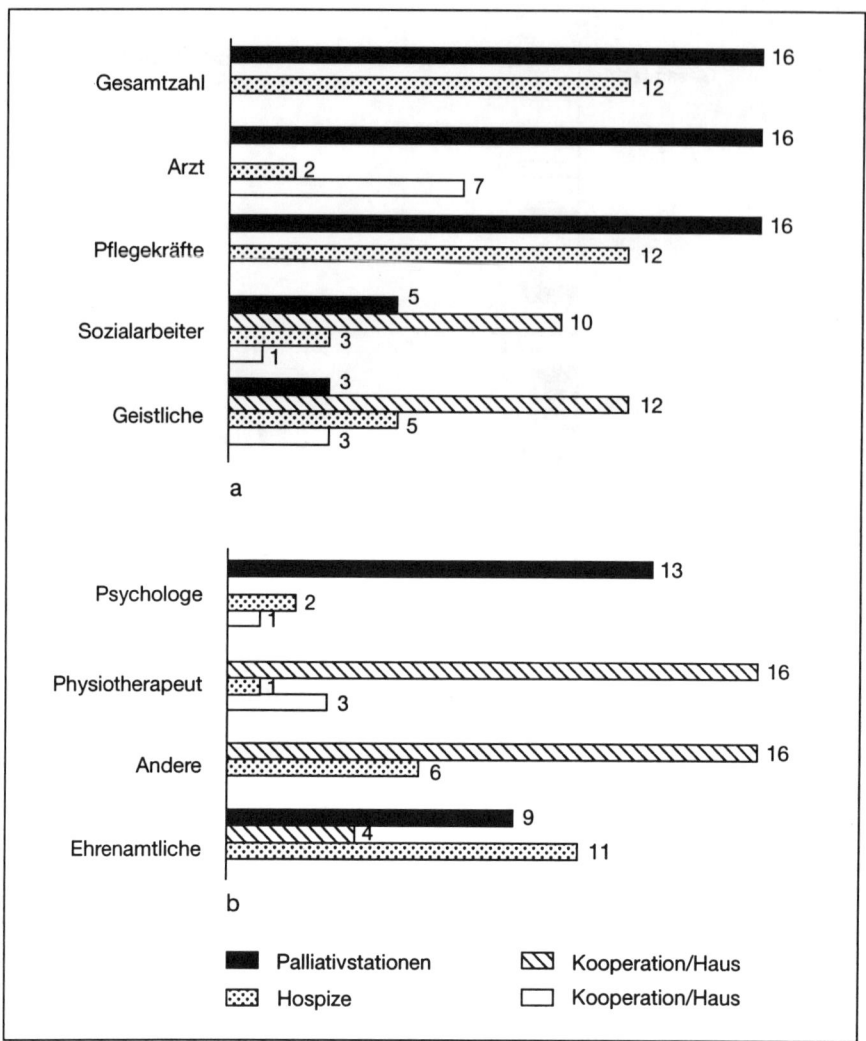

Abb. 4a, b. Berufsgruppen, die auf Palliativstationen und stationären Hospizen tätig sind. Hierbei wird unterschieden zwischen festen Mitgliedern des Stationsteams und Mitarbeitern, die bedarfsweise aus dem Krankenhaus oder durch Kooperation mit ambulanten Diensten verfügbar sind

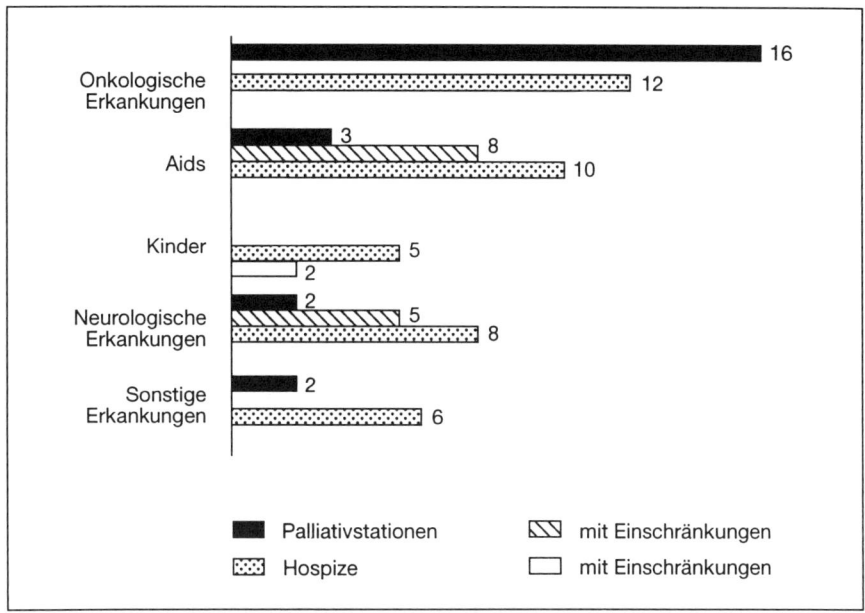

Abb. 5. Erkrankungen und Krankheitsgruppen, die Hospizen und Palliativstationen offen stehen. Während auf Palliativstationen nahezu ausschließlich Tumorkranke oder Aids-Patienten mit onkologischen Erkrankungen aufgenommen werden, stehen Hospize für eine Vielzahl terminaler Leiden offen. Teilweise werden hier sogar Kinder angenommen

Im Bericht einer Arbeitsgruppe, die sich während einer Synodaltagung der „Vereinigten Evangelisch-Lutherischen Kirche Deutschlands" (VELKD) im Jahr 1988 traf, stand sogar zu lesen: „Es zeichnet sich ab, daß das Hospiz verstärkt eine Aufgabe der Kirche werden wird." Im folgenden Jahr wird auf Beschluß der Generalsynode eine Arbeitsgruppe „Hospizbewegung" eingesetzt, deren Fazit im Abschlußbericht eine Aufnahme der Impulse der Hospizbewegung und eine Vermittlung in die bestehenden Einrichtungen empfiehlt. Darüber hinaus soll überlegt werden, wie einzelne ambulante oder stationäre Hospize als Modelleinrichtungen oder zur Ergänzung des bisherigen Angebots eingerichtet werden können [3].

Auch die katholische Kirche ändert ihre Grundeinstellung gegenüber Hospizen. So steht in einem Bericht vom VII. Europäischen Bischofssymposion der römisch-katholischen Kirche im Jahr 1989, daß die Hospizbewegung einen positiven Ansatz in der Sterbebegleitung anbiete. Das Vorhandensein von Hospizen in manchen Ortskirchen wird begrüßt [3].

In einer gemeinsamen Erklärung des Rates der Evangelischen Kirche in Deutschland und der Deutschen Bischofskonferenz aus dem selben Jahr wird festgestellt, daß die Hospizbewegung wichtige Impulse und Anregungen in der Sterbebegleitung gegeben habe [5].

Auch karitative Verbände ändern nun ihre Einstellung zur Hospizbewegung. So soll sie nach einer Empfehlung des Zentralvorstands des Deutschen Caritasverbandes im Jahr 1990 „in unserem Verband ihren Platz haben". „Dort, wo auf Verbandsebene Hospizbewegungen entstehen, ist deren Initiative zu begrüßen, zu unterstützen und zur Kooperation mit den Diensten und Einrichtungen der Caritas einzuladen." Im Februar 1991 wird schließlich im Bistum Hildesheim gemeinsam ein Hospizverein von Caritas, Malteser Hilfsdienst, Bischöflichem Generalvikariat und Vinzentinerinnen gegründet [3].

Als momentan letzten Schritt veröffentlicht der Pressedienst der Deutschen Bischofskonferenz 1991 die pastorale Handreichung „Schwerstkranken und Sterbenden beistehen", in der die Hospizbewegung eine breite Würdigung erfährt und kirchliche Einrichtungen, vornehmlich Ordensgemeinschaften, dazu aufgerufen werden, in der Bewegung aktiv zu werden [11].

Zukunftsperspektiven

Von erheblicher Bedeutung für die Qualität der Hospiz- und Palliativarbeit sind Engagement und Ausbildung der Teammitglieder sowie die Organisation des Dienstes. Grundlegende Richtlinien hierfür haben Cohen (1979) und Buckingham (1983) in 10 Punkten formuliert (vgl. unten). Leider sind sie bis zum heutigen Tage nur in einigen wenigen deutschen Einrichtungen verwirklicht.

Grundprinzipien für Hospizeinrichtungen (mod. nach Cohen 1979 und Buckingham 1983)

- Patienten und Angehörige als gemeinsame Adressaten der Fürsorge durch den Dienst.
- Multidisziplinäres Team (obligatorisch: Krankenschwester, Arzt, Sozialarbeiter, Geistlicher; fakultativ: Psychologe, Physiotherapeut, Diätassistentin, Ernährungsteam).
- Kontinuität des Dienstes, d.h. ein kompetenter Mitarbeiter muß rund um die Uhr (24 h am Tag, 7 Tage in der Woche) erreichbar und abrufbar sein.

- Gründliche Kenntnisse und Erfahrungen des Teams in der Symptomkontrolle (insbesondere der Schmerzbekämpfung) unter Berücksichtigung der körperlichen, psychischen, sozialen und spirituellen Dimension der Beschwerden.
- Freiwillige Helfer als integraler Bestandteil des Dienstes.
- Aufnahme der Patienten unabhängig von der Regelung der Kostenfrage.
- Nachgehende Betreuung der Hinterbliebenen (Trauerarbeit).
- Kooperation mit bereits bestehenden Diensten (Kliniken, Hauspflegediensten, Hausärzten, Seelsorgern etc.).
- Stationäre Rückendeckung für den Hauspflegedienst.

Die weitere Entwicklung der Palliativmedizin in Deutschland wird u.a. davon abhängen, inwiefern Standards für Palliativeinrichtungen entwickelt und einheitliche Ausbildungsinhalte für die beteiligten Berufsgruppen und Laienhelfer geschaffen werden können. Großbritannien kann aufgrund seiner Vorreiterrolle wichtige Leitlinien hierfür geben [1]. Standards und Ausbildungsinhalte will auch die „European Association for Palliative Care" im europäischen Rahmen formulieren und etablieren. Zur Umsetzung in Deutschland wird trotz privater Initiativen und der Mitwirkung karitativer Organisationen mehr Unterstützung von öffentlicher Seite erforderlich sein. Wichtig sind jedoch auch Bestrebungen wie die der Medizinischen Hochschule Hannover, die ein Curriculum für Palliativmedizin in die Ausbildung von Allgemeinmedizinern integrieren will. Diese, in den angelsächsischen Ländern bereits verwirklichte Maßnahme, würde bei ihrer Realisierung erhebliche positive Auswirkungen auf die häusliche Betreuung Sterbender erwarten lassen. Hierdurch würde auch die Mitarbeit niedergelassener Ärzte in kleineren Hospizen eine bessere Grundlage erhalten.

Die praktische Palliativmedizin ist in Deutschland noch zu stark auf die Gruppe der Krebspatienten beschränkt. Terminal Kranken mit AIDS oder anderen inkurablen Erkrankungen bleiben die meisten der bundesdeutschen Palliativeinrichtungen bis heute verschlossen, obwohl ihr Schicksal nicht minder schwer ist. Hier wird mit wachsenden Kapazitäten ein Umdenken erforderlich sein. Nach wie vor offen bleibt auch die für die Integration der Palliativmedizin in unser Gesundheitssystem wichtige Frage einer einheitlichen Finanzierung der ambulanten und stationären Dienste. Hier sind Politiker und Krankenkassen aufgefordert, zu einer Lösung beizutragen, die mithilft, die Löcher im bundesdeutschen Versorgungsnetz zu schließen.

Literatur

1. Association for Palliative Medicine of Great Britain and Ireland (1992) Palliative medicine curriculum. The Association for Palliative Medicine, Southampton
2. Cookgotay C (1983) Models of terminal care: A review of research literature. Clin Invest Med 6/3: 131–141
3. Godzik P (1992) Die Hospizbewegung in der Bundesrepublik Deutschland. In: Lutherisches Kirchenamt Hannover (Hrsg) Texte aus der VELKD 47/1992, Vereinigte Evangelisch-Lutherische Kirche Deutschlands, S 1–44
4. Homann N (1988) Grundgedanken über die Gründung und Praxis eines Hospizes, Wagner Recklinghausen, S 38–39
5. Kirchenamt der EKD (1989) Gott ist ein Freund des Lebens. Herausforderungen und Aufgaben beim Schutz des Lebens, Gütersloh, S 109
6. Lesny U (1991) Wer trägt mich in den Himmel. Sterbebegleitung im Pflegeheim, AG Sitzwachen, Stuttgart, S 17
7. St. Christopher's Hospice Information Service (1993) Directory of Hospice Services in the UK and Republic of Ireland. Hospice Information Service, London
8. Saunders C (1984) The management of terminal malignant disease. Arnold, London
9. Saunders C, Baines M (1984) Living with dying. Oxford Univ. Press, Oxford
10. Scheffel T (1983) Die Versorgung sterbender Patienten im Krankenhaus. Ansätze in Deutschland auf dem Hintergrund der britischen „terminal care". Med. Dissertation, Universität Freiburg, 236–238
11. Sekretariat der Deutschen Bischofskonferenz (1991) Schwerstkranken und Sterbenden beistehen. Bonn
12. Student JC (1989) In: Beutel H, Tausch D (Hrsg) Sterben, eine Zeit des Lebens. Ein Handbuch der Hospizbewegung. Quell, Stuttgart, S 201
13. Soest AH van (1989) Die vergessene Aufgabe. Wie ein Krankenhaus zu seiner Bestimmung fand. Konsequenzen 4: 14–16
14. WHO (1990) Cancer pain relief and palliative care. Report of a WHO expert committee. World Health Organisation technical report series; 804. WHO, Genf
15. WZ (1992) NRW unterstützt Selbsthilfen bei Betreuung von Sterbenden. Rhein Ärztebl 20/1992: 805
16. Zielinski HR (1990) Die englische Hospice-Care-Bewegung als Vorschlag zur Verbesserung der Betreuung unheilbarer Krebskranker. In: Zielinski HR Pfreundschuh M Schug S Zech D (Hrsg) Palliative Therapie bei Krebspatienten. Karger, Basel München Paris, S 11–13
17. Zielinski HR (1991) Die Hospizbewegung. In: Pichlmaier H Müller JM Jonen-Thielemann I (Hrsg) Palliative Krebstherapie, Springer, Berlin Heidelberg New York Tokyo, S 270–273

Zehn Jahre Palliativstation:
Chirurgische Universitätsklinik Köln

I. Jonen-Thielemann

Entstehungsgeschichte

Vor 10 Jahren, am 7. April 1983, wurde unsere Station für palliative Therapie in Köln eröffnet. Sie gehört zur Klinik und Poliklinik für Chirurgie der Universität zu Köln und ist die erste Einrichtung ihrer Art in Deutschland.

Daß eine solche Station entstehen konnte und gerade *hier* in einer auf hoher medizintechnischer Ebene arbeitenden Universitätsklinik, die ja das Ziel hat, Leben zu erhalten und für die, gemäß ihrer primären Aufgabe, Sterben ein Mißerfolg bedeutet, verdankt sie – nach meiner Einschätzung – 4 gleichermaßen wichtigen Voraussetzungen, die zum selben Zeitpunkt glücklicherweise gegeben waren [2, 4, 5, 8]:

1) Es wurde der eigene Bedarf erkannt. Bei der täglichen Arbeit in der Nachsorgesprechstunde für operierte Krebspatienten erlebten wir es als dringend notwendig, die Kranken auch dann noch in der vertrauten Klinik weiterzubetreuen, wenn das Krebswachstum trotz aller ärztlicher Kunst nicht mehr zu beeinflussen war, wenn also Hoffnung auf Heilung oder Lebensverlängerung nicht mehr bestand und sich das Behandlungsziel zur Palliation bzw. Terminalpflege änderte – wenn diese schwerstkranken Menschen in einem Großklinikum meist ungeliebte Patienten sind.

2) Der Chef der Chirurgischen Klinik, Prof. Dr. Dr. H. Pichlmaier, stellte sich diesem Bedarf der Nachsorgesprechstunde und vertrat das Anliegen, eine kleine Station für Schwerstkranke und Sterbende zu gründen, „wo Pflege, Schmerzlinderung und psychische Betreuung im Vordergrund stehen", mit der ganzen Autorität seiner Persönlichkeit und seiner Stellung als Klinkdirektor.

3) Es gab einen Klinikseelsorger, Pfarrer H.R. Zielinski, der im Londoner St. Christopher's Hospice gearbeitet hatte, von der Hospizidee begeistert war und sie nach Deutschland tragen wollte. Ihm ist zu

verdanken, daß wertvolle Elemente der englischen Hospizbewegung beim Aufbau der Station eingebracht wurden.

4) Die Deutsche Krebshilfe e.V., damals noch mit ihrer Gründerin und Präsidentin Frau Dr. Mildred Scheel, fand sich als Spendenorganisation bereit, dieses neue Projekt „Palliativstation" finanziell zu fördern. Damit war die Realisierung ermöglicht.

Ziel und Aufgaben

Unsere Palliativstation hat das Ziel, unheilbar Kranke im Krebsendstadium so zu behandeln und zu betreuen, daß sie ihre letzte Lebenszeit trotz körperlicher Einschränkungen als lebbar und lebenswert empfinden können. Oder anders ausgedrückt: Es ist das Ziel, zur Erhaltung und Verbesserung der Lebensqualität Schwerstkranker beizutragen.

Das bedeutet in der täglichen Realität auf der Palliativstation, den Kranken und Sterbenden entsprechend ihren körperlichen, seelischen, geistigen, spirituellen und sozialen Bedürfnissen Betreuung und Hilfe anzubieten; zusammengefaßt:

I. Ziel
Verbesserung der Lebensqualität unheilbar Krebskranker.

II. Aufgaben
- Sorge um physischen Zustand:
  - Symptomkontrolle,
  - Pflege;
- Weitere Unterstützung:
  - psychisch,
  - mental,
  - spirituell,
  - sozial;
- Sterbebegleitung;
- Betreuung und Trauerbegleitung der Angehörigen;
- Lehre, Fortbildung, Information;
- Forschung.

Die Sorge um den physischen Zustand ist hierbei die Basis für alle weiteren Bemühungen. Kompetente medizinische Symptomkontrolle und sorgfältige, einfühlsame Pflege sind also die beiden notwendigen

Voraussetzungen, damit Gespräche und liebevolle mitmenschliche Zuwendung den Kranken überhaupt erreichen können. Ein wesentlicher Bereich der Arbeit ist auch die Begleitung des Sterbenden–und über den Patienten und seine Lebenszeit hinaus die Mitbetreuung der Angehörigen.

Diese Aufgaben stellen zweifellos einen hohen Anspruch an alle auf der Station Tätigen – wobei jeder einzelne gleichermaßen wichtig und als Mensch gefordert ist, unabhängig von seiner Tätigkeit.

Nach 10 Jahren Erfahrung kann ich sagen: Einen der Idee entsprechenden Standard über lange Zeit zu erhalten ist weit schwieriger, als ihn aufzubauen. Das Prinzip der Dauer ist eine hohe Anforderung an sich. Um diese zu bestehen sind notwendig

- Liebe zum Patienten,
- Demut,
- Bewährung in der Stille und
- Arbeit an der eigenen Person.

Es war seit Beginn ein weiteres Ziel unserer Station, das ganzheitliche Konzept palliativer Therapie zu verbreiten und auch zur Gründung von Palliativstationen an anderen Krankenhäusern anzuregen. Hierzu dienten über die Jahre nicht nur Vortragsaktivitäten, sondern auch Besuche und Aufenthalte vieler Ärzte, Studenten, Pflegekräfte und anderer in der Betreuung unheilbar Krebskranker Tätigen auf der Station. Unsere Informationen erreichten auch Krebsbetroffene und ihre Angehörigen, Mitglieder von Selbsthilfegruppen und weitere sich angesprochen fühlende Bürger.

Eine nächste wichtige Aufgabe ist Forschung im weiten Bereich der Palliativmedizin. So werden z.B. die Erfahrungen in der Schmerztherapie seit dem ersten Jahr der Station von den Mitarbeitern des Instituts für Anästhesiologie ausgewertet und weitergegeben [7].

Das Interesse ist groß geworden an den Themen Sterben und Tod und an Orten, wo Sterbende Raum und Würde finden. Derzeit (Mai 1993) bestehen meines Wissens bereits 17 Palliativstationen in Deutschland und weitere sind in Planung–die Zeit ist reif für diese Idee. Jede Station wird ihre Besonderheiten entwickeln, ihr eigenes Bild haben–abhängig von der Klinik, der sie angehört und den Menschen, die auf der Station arbeiten.

In Köln ist es gelungen, einen Teil der Hospizerfahrungen [3, 6] in der medizinischen Symptomkontrolle und im Umgang mit Schwerstkranken und Sterbenden in die Universitätsmedizin zu integrieren; dabei bleiben die Möglichkeiten einer großen Klinik entsprechend den Erwartungen unserer Patienten erhalten.

Organisation

Ort und Raum

Ort unserer Palliativstation war etwas länger als 9 1/2 Jahre das Bettenhochhaus des Kölner Universitätsklinikums. Hier konnten unter räumlich knappen Bedingungen 5 Patienten betreut werden.

Die Station bestand aus 4 Räumen, die zwischen 2 chirurgischen Stationen lagen und so aufgeteilt waren, daß 2 Doppelzimmer, ein Einzelzimmer, ein kleines Büro und ein Gemeinschaftsraum entstanden. Dieses sog. „Wohnzimmer" bewies sich als unverzichtbarer Treffpunkt für Patienten, Angehörige, Gäste und Mitarbeiter: hier wurde gegessen, Kaffee getrunken, gesprochen, gefeiert, gelacht, geweint – und einige Male auch gestorben.

Als Teil der Klinik für Chirurgie steht der Palliativstation die Infrastruktur des Universitätsklinikums zur Verfügung, z.B. alle diagnostischen und therapeutischen Einrichtungen, wie das Zentrallaboratorium und das Institut für Radiologie, die Klinik und Poliklinik für Strahlentherapie u.a.

Personal

Zum Team der Station gehören seit Beginn hauptamtlich 6 examinierte Krankenpflegekräfte (für 3 Schichten) und eine Ärztin mit Weiterbildung in Psychotherapie. Teilzeit- bzw. bedarfsweise arbeiten mit: ein Anästhesist der Schmerzambulanz des Instituts für Anästhesiologie, eine Sozialarbeiterin, die gleichzeitig den Hausbetreuungsdienst leitet, sowie Seelsorger, Diätassistentin und Krankengymnastin aus dem Klinikum. Zusätzlich sind zeitweise Praktikanten und an festgelegten Wochentagen ehrenamtliche Mitarbeiter tätig. Falls nötig, kann die Konsiliarkapazität aller anderen Universitätskliniken genutzt werden. Im letzten Jahr wurde wegen anstehender Vergrößerung der Station das Team durch eine Ärztin im Praktikum und eine Krankenschwester erweitert.

Die Palliativstation ist organisatorisch voll in die Klinik für Chirurgie eingebunden, auch die obligatorische wöchentliche Chefvisite findet hier statt – allerdings mit dem besonderen Maßstab der Symptomlinderung und ganzheitlichen Betreuung der zum Tode Kranken.

Zugehörige Projekte

Als Ergänzung der Station im ambulanten Bereich wurde 1984 ein *Hausbetreuungsdienst* eingerichtet. Durch ihn können bestmöglich eingestellte Patienten nach ihrer Entlassung weiter betreut werden.

Zur Verbreitung der Erfahrungen in der Palliativmedizin fand im gleichen Jahr auch die Eröffnung des *Bildungsforums Chirurgie* statt. Beide Einrichtungen sind im Zusammenhang mit der Palliativstation Förderprojekte der Deutschen Krebshilfe e.V.

Enge Kooperation besteht auch mit der *Nachsorgesprechstunde* der Klinik für Chirurgie (eingerichtet 1976) und mit der *Schmerzambulanz* des Instituts für Anästhesiologie (seit 1983). Hier können sich unsere entlassenen Patienten bei Auftreten von erneuten Beschwerden vorstellen, wobei dann die Schmerztherapie/Symptomkontrolle der Situation angepaßt oder eine Wiederaufnahme auf die Palliativstation veranlaßt wird.

Zusätzlich wurde ein kleines *Hospiz* für 4 Patienten außerhalb der Universitätsklinik in Köln-Heimersdorf eingerichtet, das im Januar 1989 seinen ersten Patienten von der Palliativstation übernahm. Obwohl das Hospiz zwischenzeitlich einen anderen Träger hat, bestehen weiterhin gute Kontakte.

Dr.-Mildred-Scheel-Haus

Seit 9. Dezember 1992 geschieht unsere Arbeit in einem sehr schönen äußeren Rahmen: Die Station ist in das auf dem Klinikgelände neu erbaute Dr.-Mildred-Scheel-Haus umgezogen – ein großzügiges Geschenk der Deutschen Krebshilfe e.V., in dem unsere Erfahrungen und Vorstellungen über die optimale Gestaltung einer umfassenden Palliativeinrichtung zur materiellen Form wurden.

Das Haus ist atriumartig um einen bepflanzten Innenhof angelegt und beherbergt die Palliativstation mit 15 Einzelzimmern für die Patienten – aufgeteilt in 2 Pflegeeinheiten –, den Hausbetreuungsdienst, Ambulanzräume für Schmerztherapie und künstliche Ernährung, einen kleinen Operationssaal und eine Akademie.

Statistik

Patientenstruktur, -herkunft und -verbleiben

In der Zeit vom 07.04.1983 bis 07.04.1993 wurden auf der Palliativstation 648 Aufnahmen und Wiederaufnahmen verzeichnet, die 504 Patienten betrafen (Abb. 1). 144 Aufnahmen bezogen sich auf Patienten, die bereits einmal oder mehrfach auf unserer Station gelegen hatten: 78 Kranke wurden 2mal, 15 3mal, 5 4mal, 4 5mal und ein Kranker sogar 6mal aufgenommen.

In den vergangenen 10 Jahren erlebten wir 342 Todesfälle auf der Palliativstation, das entspricht 67,9 % unserer Patienten. 274 Kranke (54,4%) verstarben davon während des 1. stationären Aufenthaltes – also

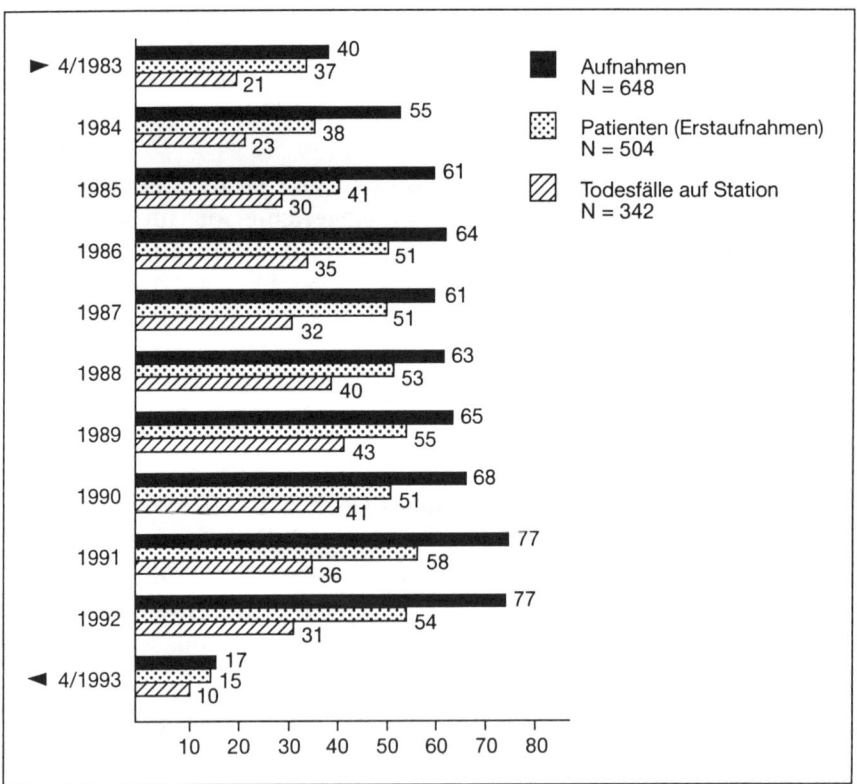

Abb. 1. Absolute Häufigkeit der Aufnahmen, Patienten und Todesfälle im Zeitraum 07.04.1983 – 07.04.1993

ungefähr jeder zweite neu aufgenommene Kranke verstarb. Die weiteren 68 Todesfälle ereigneten sich bei einem wiederholten Aufenthalt auf der Station: 49 beim 2., 11 beim 3., 4 beim 4., 3 beim 5. und ein Todesfall beim 6. Aufenthalt.

Als Beispiel für die Patientenbewegung eines Jahres: 1990 hatten wir 68 stationäre Aufnahmen bei 51 neuen Patienten (Erstaufnahmen), 41 Todesfälle und 27 Entlassungen.

Männer (273/54,2 %) waren etwas häufiger vertreten als Frauen (231/45,8 %). Der Altersbereich unserer Patienten erstreckte sich zwischen 24 und 94 Jahren, wobei das Durchschnittsalter 60,7 Jahre betrug. 393 Patienten (78,0 %) waren zwischen 50 und 79 Jahre alt, mit Häufung in der Altersgruppe 50 – 69 Jahre bei den Männern (172/63,0 %) und in der Altersgruppe 60 – 79 Jahre bei den Frauen (130/56,3 %).

Die Dauer der einzelnen Krankenaufenthalte auf der Palliativstation lag zwischen 3 Stunden und 200 Tagen (6 1/2 Monaten), der Mittelwert betrug 22,6 Tage. Ungefähr 1/4 der stationären Aufenthalte dauerte nicht länger als 7 Tage (187/28,9 %), etwa die Hälfte der Aufenthalte lag innerhalb von 2 Wochen (307/47,4 %) und fast 3/4 aller Aufenthalte erstreckten sich nicht über 4 Wochen (474/73,1 %). Als durchschnittliche Belegungsziffer errechnete sich 80,2 %. Eine höhere Bettennutzung war wegen der beiden Zweibettzimmer, die vor allem in der Sterbephase eines Kranken oft nur wie Einzelzimmer belegt werden konnten, nicht möglich.

Entsprechend der Gründungsgeschichte unserer Palliativstation haben die Patienten der Klinik für Chirurgie bei der Bettenvergabe Vorrang vor anderen Anmeldungen. So wurden 333 Patienten (66,1 %) von den Chirurgischen Stationen des Hauses zu uns verlegt oder über die Chirurgische Nachsorgesprechstunde angemeldet. 169 dieser Patienten (33,5 %) waren im Verlauf ihrer Krebserkrankung auch von weiteren Kölner Universitätskliniken behandelt worden. Zusätzlich konnten 79 Patienten (15,7 %) aufgenommen werden, die ausschließlich in den anderen Universitätskliniken betreut worden waren, so daß insgesamt 412 unserer Patienten auf Palliativstation (81,7 %) aus dem Kölner Universitätsklinikum/Tumorzentrum stammen. Nur 92 Kranke (18,3 %) aus auswärtigen Krankenhäusern hatten eine Aufnahmechance gehabt. Viele Interessierte mußten leider abgewiesen werden.

Bezogen auf den Wohnort waren ungefähr 2/3 der Patienten (322/63,9 %) in der Stadt Köln – Postleitzahl 5000 – zu Hause. 150 Kranke (29,8 %) erreichten uns aus dem Großbereich der Postleitzahl 5xyz, 29 (5,8 %) aus entfernteren Gegenden Deutschlands, wie z. B. Hamburg und München, und 3 (0,6 %) sogar aus Belgien, Polen und der Schweiz.

Auch das weitere Schicksal und Verbleiben unserer Patienten nach der Entlassung ist uns wichtig und wird uns meist von den Patienten bzw. ihren Angehörigen und vom Hausbetreuungsdienst berichtet: 135 unserer Patienten (26,8 %) sind auswärts verstorben, der größte Teil davon zu Hause (84/16,7 %). Am 07.04.1993 lebten noch 27 Kranke, das entspricht 5,4 % aller Patienten über den Zeitraum von 10 Jahren, davon 5 auf der Station.

Diagnosen

Fast alle Kranken litten unter fortgeschrittenen malignen Organtumoren (Abb. 2). Die häufigsten Diagnosen waren Karzinome des Ösophago-

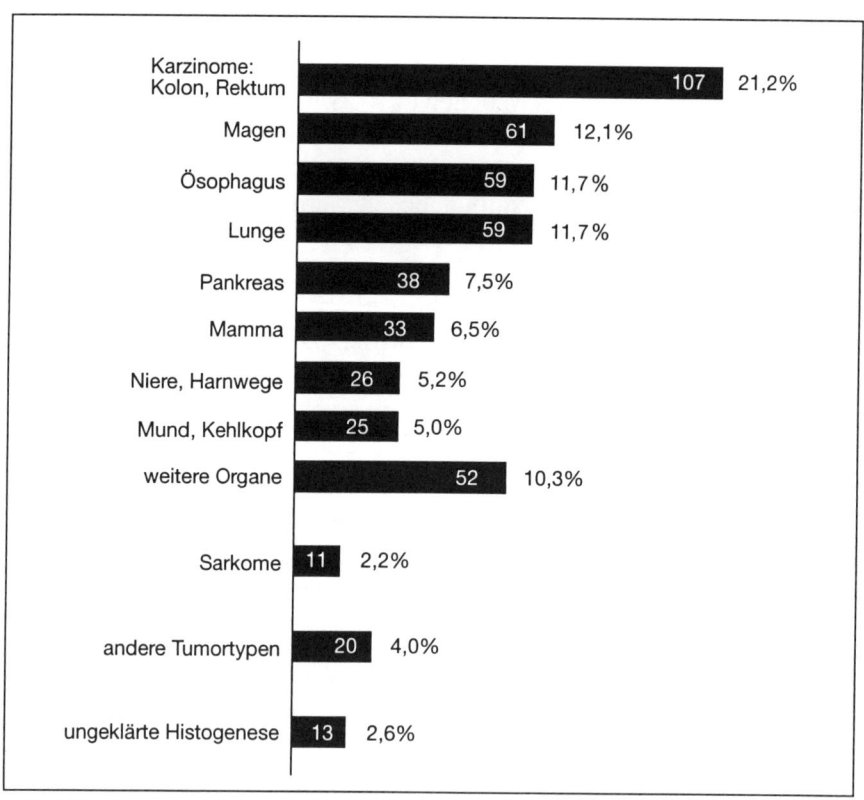

Abb. 2. Absolute und relative Häufigkeit der Diagnosen bei 504 Patienten im Zeitraum 07.04.1983–07.04.1993

gastrointestinaltraktes und der Lunge, entsprechend ihrer Häufigkeit bei den Krebspatienten der Chirurgischen Klinik. Aber auch fast alle anderen Karzinomlokalisationen und seltene histologische Tumortypen waren vertreten.

Symptome

Im Krebsendstadium sind vielfältige körperliche Beschwerden möglich. Unsere Patienten litten bei allen Aufnahmen auf die Palliativstation meist unter mehreren, gleichzeitig auftretenden Symptomen (Abb. 3). Über den Zeitraum von 10 Jahren waren die am häufigsten beobachteten

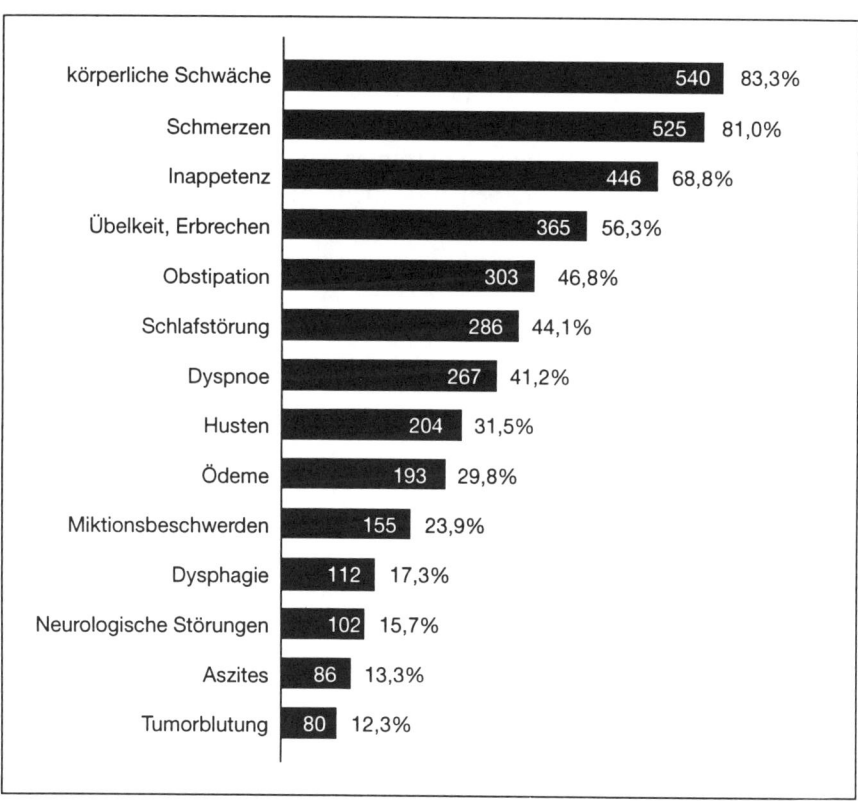

Abb. 3. Absolute und relative Häufigkeit der Symptome bei 648 stationären Aufnahmen im Zeitraum 07.04.1983–07.04.1993

Symptome allgemeine körperliche Schwäche (540/83,3%) und chroni-
sche Schmerzen (525/81,0 %). Auch alle anderen Symptome sind Ausdruck für viel Leid, so z.B. Übelkeit und Erbrechen (365/56,3 %), die Not
zu ersticken (267/41,2 %) oder neurologische Störungen wie Paresen,
Anfälle, Wesensänderung u. a. (102/15,7 %).

Symptomkontrolle

„Symptome kontrollieren" bedeutet Symptomlinderung auf ein erträgliches Maß, wobei der pathologische Prozeß an sich nicht beeinflußt wird.
Eine zufriedenstellende Symptomkontrolle ist die Voraussetzung für alle
weiteren Bemühungen um den unheilbar Kranken und für die Erhaltung
seiner Lebensqualität in dieser höchst schwierigen Lebenszeit.

Die symptomorientierte Behandlung erfolgt auf unserer Station meist
medikamentös, berücksichtigt aber auch die Möglichkeiten der Chirurgie und Strahlentherapie zur Palliation. Wesentlich ist nicht zuletzt die
Beachtung der nicht-physischen Faktoren des Leidens, die psychischer,
kognitiver, spiritueller und sozialer Art sein können.

Bei der Behandlung ist jedes einzelne Symptom sorgfältig zu beach-
ten, denn jedes Symptom kann in extremer Ausprägung den Kranken so
beeinträchtigen, daß sein Leben ihm nicht mehr lebenswert erscheint
bzw. unerträglich ist.

Erfahrungsbericht zur Symptomkontrolle

Ein 56jähriger Mann (P.H.) hatte aus Verzweiflung über stärkste
Schmerzen nach der Abweisung durch ein benachbartes, privates Krankenhaus, das er um Hilfe ersuchte, einen Suizidversuch unternommen.
Bei der Aufnahme auf unsere Palliativstation fehlte jede Hoffnung, noch
einmal erträgliche, lebenswürdige Tage zu haben. Er war gezeichnet
durch einen extrem großen, exulzerierten, blutenden Tumor im Bereich
der linken Axilla mit weiter Ausdehnung auf die vordere und hintere
Thoraxwand – es war die Lymphknotenmetastasierung eines rasch
wachsenden malignen Melanoms. Vorausgegangen waren schon 6 Operationen und eine Strahlenbehandlung.

Es gelang, durch eine konsequente Schmerztherapie mit regelmäßig
gegebenem Morphin und anderen Medikamenten, seine als unerträglich
erlebten Beschwerden auf ein erträgliches Maß zu lindern. Der Patient
lebte noch 2 Monate – bis zu seinem Tod – auf unserer Station. Seine
Frau wohnte während der ganzen Zeit mit im Krankenzimmer. Und

jeden Morgen, wenn die Schwestern das Zimmer betraten, hörten sie beide singen.

In unseren Gesprächen teilte der Patient mit:
- Die gerettete Zeit sei trotz des Leids durch den sichtbar wachsenden Tumor und den Tod, den er vor Augen habe, wertvoll für ihn und seine Frau.
- Er sei unendlich dankbar, daß er jetzt fähig sei, sein Leben bis zu einem natürlichen Ende leben zu können.
- Er habe sich „nicht drücken wollen vor dem Leiden", aber Schmerzen in solch unbeschreiblicher Stärke seien einfach nicht auszuhalten. Dabei habe ihm die Liebe zu seiner Familie und auch sein religiöser Glaube nicht mehr helfen können.
- Morphin als Schmerzmittel sei ein Segen und jeder Arzt müsse Schmerztherapie beherrschen, damit *andere* Krebskranke vor einer Verzweiflungstat wie seiner verschont blieben.

Leben auf der Palliativstation

Sobald die körperlichen Beschwerden unserer Kranken erträglich eingestellt sind, ist es für mich immer wieder ein Phänomen zu sehen, wie urgewaltig dann der Wunsch zu leben ist – auch bei sehr eingeschränktem physischem Zustand. Und wie wenig wir eines anderen Menschen Lebenswert erfassen können, dessen Zeit knapp ist und die vielleicht darum eine besondere Dichte, eine intensivere Qualität erfährt, die uns noch fremd ist.

Auch Schwerkranke wollen die meiste Zeit „normal" leben, möchten nicht nur über ihre Probleme sprechen, sondern einfach "leben bis zuletzt". Und das ist auch in einer Klinik möglich, denn die äußeren Umstände sind weniger entscheidend als der Geist der beteiligten Menschen.

Auf der Palliativstation steht der kranke *Mensch*, in seiner Ganzheit aus Körper, Seele und Geist gesehen, im Mittelpunkt der Überlegungen und Handlungen aller Mitarbeiter. Er soll sich wohlfühlen und sein Leben so leben können, wie er es sich unter den gegebenen Umständen wünscht und es ihm entspricht. Dazu gehört unbedingt, daß die Menschen, die er liebt, seine Angehörigen, einbezogen bleiben in sein Leben. Sie sind jederzeit willkommene Gäste, dürfen an der Versorgung und Pflege ihres Kranken teilnehmen und bei Schwerstkranken und Sterbenden auch die Nächte im Patientenzimmer verbringen. Der Kranke entscheidet wesentlich mit über alles, was mit ihm geschieht: über die medizinische Behandlung, die Pflege und den Tagesablauf, z.B. wann er morgens aufstehen möchte. Zu den gemeinsamen Mahlzeiten mit den Mitarbeitern im Wohnzimmer der Station ist jeder Kranke eingeladen, dessen Zustand dies zuläßt. Beim gemeinsamen Frühstück nimmt auch die Stationsärztin, wenn immer es ihr zeitlich möglich ist, teil. Hier besteht eine freundliche, familiäre Atmosphäre, die längst nicht jeder Kranke in seinem eigenen Zuhause so erleben kann. Im Wohnzimmer finden Begegnungen und Ereignisse verschiedenster Art statt:

- Patienten treffen sich zum Gespräch;
- Angehörige kommen zu Besuch;
- bettlägerige Kranke werden auf Wunsch mit ihrem Bett hereingefahren, um Geselligkeit zu haben;
- kleine Feiern werden ausgerichtet, z. B. bei Geburtstagen, auf Karneval, im Advent; es gab schon 2 Hochzeiten.

An dem aktiven Leben auf der Station, mit Spaß und herzlichem Lachen, nehmen viele Kranke mit Freude teil – bis kurz vor ihrem Tod.

Auch wenn Kranke im Terminalstadium das Sterben für sich scheinbar schon akzeptiert haben, gibt es immer wieder Aussagen über das kostbare Geschenk jeden Tages, den sie noch erleben dürfen. Dann werden andere Inhalte wichtig, wie z.B. menschliche Nähe. Und dann besteht auch in der Nacht im Wohnzimmer oder Patientenzimmer die Möglichkeit zum Gespräch – gegen die Schlaflosigkeit und Angst.

Sterben auf der Palliativstation

Eine Palliativstation ist ein Ort zum Leben, aber auch ein Ort, wo das Sterben zugelassen wird – wenn die Zeit dafür gekommen ist. Der Tod gehört zum Leben. Er ist das natürliche, unvermeidliche Ende von allem, was lebt. Der nicht plötzliche Tod läßt Zeit zum Regeln „letzter Dinge", bietet dem Kranken die große Chance, sein Leben noch „vollenden" zu können. Sterbebegleitung im weitesten Sinne heißt, auch hierbei zu helfen. Den Tod annehmen bedeutet Wandlung des Lösungs- in einen Erlösungsprozeß. Aber nicht jeder Sterbende hat dazu die Kraft. Im Sterben bleibt jeder Mensch ganz er selbst und so einmalig wie in seinem Leben und Kranksein. Diese Besonderheit der Person auch im Sterben zu achten und zuzulassen, ist ein Geschenk für den Sterbenden. So gibt es keine allgemeingültigen Regeln dafür, wie wir „dem Sterbenden" begegnen sollen. Es ist an uns, zu erfühlen oder auch zu erfragen, was gerade dieser ganz besondere Sterbende braucht, z.B.: Lebendigkeit einer großen Familie – Gespräche – ruhige Worte – Zuhören – stilles Dabeisein – Mitaushalten von Gefühlen – Berührung – Musik – Gebete – Alleinsein? Auf der Palliativstation ist der Tod allgegenwärtig. Sterben gehört zum häufigen Miterleben.

Ich sehe das als große Chance zur eigenen Weiterentwicklung. Wer Sterbende *bewußt* begleitet und sich dem Phänomen *Sterben* stellt, der beginnt, die großen Zusammenhänge des Lebens und des Todes leise zu erahnen – und wird bescheiden. Dann wandelt sich Streben nach Dominanz in Demut. Demut vor dem Leben, der Liebe, der Weisheit und dem höheren Sinn. Und die Materie bekommt eine andere Wertung.

Akzeptanz des Sterbens

Zur Akzeptanz des Sterbens kann nach den Erfahrungen auf unserer Palliativstation gesagt werden:

1) Die Grenze zum Tod zu überschreiten, das Sterben, wird als höchst schwieriger Schritt erlebt.
   Und längst nicht alle Krebskranken sind am Ende ihres Lebens bereit dazu – auch nicht nach langem Krankenlager und vielen Gesprächen. Für sie bedeutet Sterben: Kampf gegen den Tod bis zum letzten Atemzug.
2) Und es gibt die Kranken, die am Ende ihrer Lebenskraft vermögen, den Tod anzunehmen und ihr Leben loszulassen. Doch auch bei dieser Akzeptanz des Sterbens sind die Gefühle ambivalent, und es wird oft – manchmal noch am letzten Tag – ein Aufschub erhofft.
3) Auf der Palliativstation hat kein Krebskranker um aktive Sterbehilfe gebeten. Ein Todeswunsch entsteht nur in großer Not – ist ein Schrei nach Hilfe oder Liebe – und sollte in *uns* die Frage aufwerfen: Wo sind *wir* vielleicht nicht gut genug?

Gedanken, Gefühle

Wenn ich mich nach Gedanken und Gefühlen zur Palliativstation frage, fällt mir spontan das Wort „Dankbarkeit" ein:

- die Dankbarkeit der vielen Kranken und Sterbenden für einen Ort der Geborgenheit in einer großen Klinik;

- die Dankbarkeit der Angehörigen und ihre bleibende Verbundenheit;
- Dankbarkeit auch bei mir für die Chance, mit einem der bedeu-
tendsten Themen des Lebens, dem *Sterben*, vertraut zu werden,
bevor die Zeit drängt. Die tägliche Konfrontation mit Endlichkeit
und Begrenztheit des Lebens bedingen Fragen nach dem Sinn
dieser vergänglichen Kostbarkeit. Und bei der intensiven Beschäf-
tigung mit dem Tod stellt sich für mich heraus – wie schon im
Ägyptischen Totenbuch [1] zu lesen – daß es ihn eigentlich gar
nicht gibt, diesen Tod. Und daß es das vornehmste Anliegen sein
sollte, sich um das Schicksal seiner Seele zu sorgen.

Literatur

1. Champdor A (1992) Das Ägyptische Totenbuch in Bild und Deutung (Hrsg: M.
   Lurker) Gondrom, Bindlach
2. Pichlmaier H (Hrsg) (1991) Palliative Krebstherapie. Springer, Berlin Heidelberg
   New York Tokyo
3. Saunders C (ed) (1984) The management of terminal malignant disease, 2nd edn.
   Arnold, London
4. Thielemann-Jonen I (1981) Aufbau einer Krebsnachsorge in der Chirurgischen Universitätsklinik Köln, dargestellt am Beispiel des Kolonkarzinoms. Med. Dissertation,
   Univ. Köln, S 188
5. Thielemann-Jonen I, Pichlmaier H (1988) Terminale Pflege Krebskranker. Erfahrungen aus dem Modell einer Station für palliative Therapie in der Chirurgischen
   Universitätsklinik Köln. MMW 130:279
6. Twycross RG, Lack SA (1986) Therapeutics in terminal cancer. 2nd edn. Churchill
   Livingstone, Edinburgh
7. Zech D, Schug SA, Horsch M (1988) Therapiekompendium Tumorschmerz. Perimed,
   Erlangen (2. Aufl: Zech D, Schug SA, Grond S (1992) Therapiekompendium Tumorschmerz und Symptomkontrolle. Perimed, Erlangen)
8. Zielinski HR (1988) Wo Schmerzen ihre Schrecken verlieren. Grünewald, Mainz

Drei Jahre Palliativstation:
Malteser-Krankenhaus Bonn

E. Klaschik

Im April 1990 wurde mit Hilfe einer Startförderung durch die Deutsche Krebshilfe und nach Umbaumaßnahmen durch den Krankenhausträger die Palliativstation eröffnet, und es konnten die ersten Patienten auf der Palliativstation aufgenommen werden. Die Station liegt ebenerdig neben der geriatrischen Abteilung des Krankenhauses. Für die 5 Betten stehen uns 2 Zweibettzimmer und ein Einbettzimmer zur Verfügung. Die 3 Patientenzimmer sind hell und freundlich eingerichtet. Von ihnen aus besteht die Möglichkeit, die Terasse zu benutzen, die eine direkte Anbindung an den Park und den angrenzenden Kottenforst hat. Außerdem steht den Patienten, Angehörigen und dem Personal ein Wohnzimmer zur Verfügung. Die Zugehörigkeit zum Krankenhaus ermöglicht es, dessen Einrichtungen zu nutzen, z.B. die physikalische Therapie, das Labor, die Röntgenabteilung und die Wäscherei.

Um die Versorgung und Betreuung der Patienten an 7 Tagen in der Woche rund um die Uhr sicherzustellen, sind 7 examinierte Pflegekräfte notwendig. Außer dem Krankenpflegepersonal arbeiten auf der Station eine Assistenzärztin sowie ein Seelsorger in Halbtagsstellung. Darüber hinaus ist der für die Schmerztherapie zuständige Oberarzt ebenso regelmäßig in den Stationsbetrieb eingebunden, wie eine Physiotherapeutin. Seit der Eröffnung der Palliativstation wurden 17 ehrenamtliche Helfer eingearbeitet. Zur Zeit helfen 5 der ehrenamtlichen Mitarbeiter jeweils einmal pro Woche auf der Palliativstation, weitere 12 stehen für die ambulante Betreuung zur Verfügung, die von einem über eine ABM-Stelle finanzierten Sozialarbeiter unterstützt werden. Großer Wert wird auf die interdisziplinäre Zusammenarbeit mit den anderen Fachabteilungen des Krankenhauses und insbesondere den Hausärzten gelegt.

Voraussetzung für die Aufnahme eines Patienten auf die Palliativstation ist ein Krebsleiden mit Beschwerden. Dazu gehören u.a. starke Schmerzen, Übelkeit, Erbrechen, Dyspnoe, Obstipation und andere Symptome des fortgeschrittenen Krankheitsstadiums. Psychosoziale Probleme verstärken die Dringlichkeit der stationären Aufnahme.

In den 3 Jahren haben wir folgende Erfahrungen gemacht: Trotz der hohen Belastungen durch krankheitsspezifische Probleme der Patienten und ihrer Angehörigen haben wir bisher keine Fluktuation beim Krankenpflegepersonal. Die Besetzung der Arztstelle wechselt aus weiterbildungstechnischen Gründen in jährlichem Abstand. Die Kontinuität der ärztlichen Betreuung wird – wie oben schon erwähnt – durch den für die Schmerztherapie zuständigen Oberarzt seit 3 Jahren sichergestellt.

In der Zeit vom 01.04.1990 bis zum 31.03.1993 behandelten wir 214 Patienten bei 290 stationären Aufnahmen (Abb. 1). Von den 214 Patienten wurden 158 Patienten einmal aufgenommen, 56 Patienten mehrfach, ein Patient davon 7mal. Das Durchschnittsalter der Patienten lag bei 62 Jahren, mit einer Variation von 21 bis zu 89 Jahren. Die Zuweisung der Patienten erfolgte in 73 % der Fälle durch den Hausarzt, in 14 % durch andere Krankenhäuser und in 9 % war eine Notaufnahme der Patienten erforderlich (Abb. 2). 46 % der Patienten kamen aus der Stadt Bonn, 32 % aus dem Rhein-Sieg-Kreis und 22 % der Patienten aus Nordrhein-Westfalen oder anderen Teilen des Bundesgebietes. (Abb. 3). Dieser relativ hohe Anteil von Patienten, die aus Städten kommen, die außerhalb des Einzuggebiets unseres Krankenhauses liegen, verdeutlicht die Notwendigkeit weiterer Palliativstationen in diesen Bereichen.

In der Regel führten mehrere Gründe zur stationären Aufnahme, wobei Schmerz mit 91 % das am häufigsten genannte Symptom war. Es folgten dann Schwäche, Übelkeit, Erbrechen und Dyspnoe (Tabelle 1). Die durchschnittliche Liegedauer lag im 1. Jahr bei 17,5 Tagen, im 2.

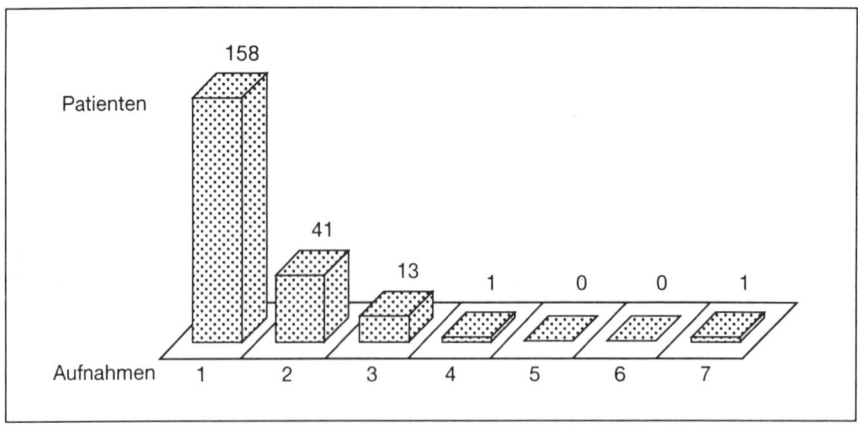

Abb 1. Verteilung wiederholter stationärer Aufnahmen bei 214 Patienten (n gesamt = 290)

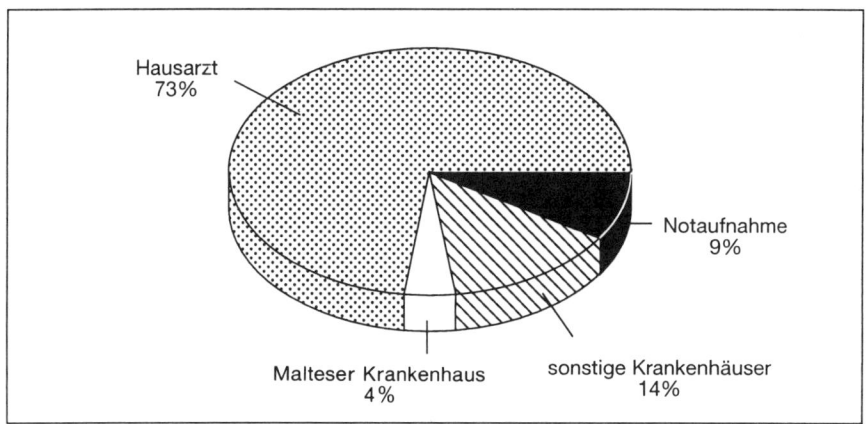

Abb. 2. Verteilung der Zuweisungen der Patienten auf die Palliativstation (n = 290)

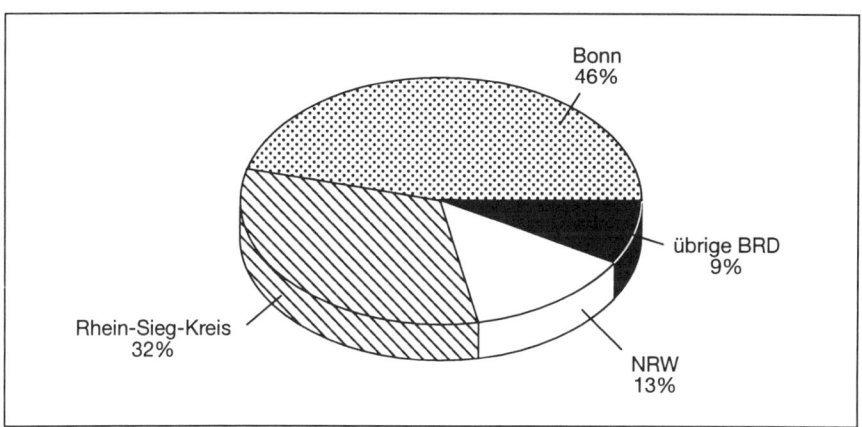

Abb. 3. Einzugsbereich der Palliativstation bei 290 stationären Aufnahmen

Jahr bei 14,2 Tagen und im 3. Jahr bei 11,9 Tagen. (Abb. 4). Diese durchschnittliche Verweildauer unterscheidet sich bei den entlassenen Patienten und bei den auf unserer Station verstorbenen Patienten nicht. Die Verkürzung der Liegedauer der Patienten führen wir darauf zurück, daß sowohl die Zusammenarbeit mit den Hausärzten als auch mit den Sozialstationen und unserem Hausbetreuungsdienst immer besser und enger geworden ist. Nicht zuletzt hat auch unser Angebot der telefonischen Beratung den Mut der niedergelassenen Kollegen gefördert, Pa-

Tabelle 1. Gründe für stationäre Aufnahme, vom Patienten geklagte Symptome
(Mehrfachnennung möglich; n = 290)

Symptom	[%]
Schmerz	91
Schwäche	30
Übelkeit	26
Erbrechen	24,5
Dyspnoe	17,5
Obstipation	16
Kachexie	12
Unruhe/Angst	12
Psychosoziale	19,5
Sonstige	31

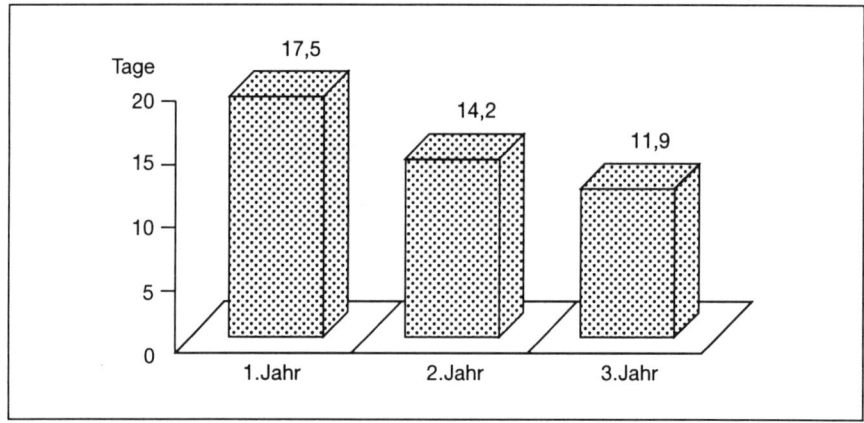

Abb. 4. Durchschnittliche Liegedauer der Patienten (n = 290) auf der Palliativstation in
den ersten 3 Jahren

tienten frühzeitig wieder aus der stationären Behandlung zu übernehmen
und so lange wie möglich in ihrem häuslichen Umfeld zu betreuen.

Abbildung 5 zeigt die Dauer der von den Patienten geklagten
Schmerzen vor der stationären Aufnahme. Dabei ist hervorzuheben, daß
54% der Patienten ein halbes Jahr und länger über Schmerzen geklagt
hatten. 61 % unserer stationär behandelten Patienten gaben bereits nach
einem Tag eine deutliche Schmerzreduktion an. 35 % waren nach 2–4
Tagen und 6 % nach 5–7 Tagen deutlich schmerzreduziert. Bei 3 % der

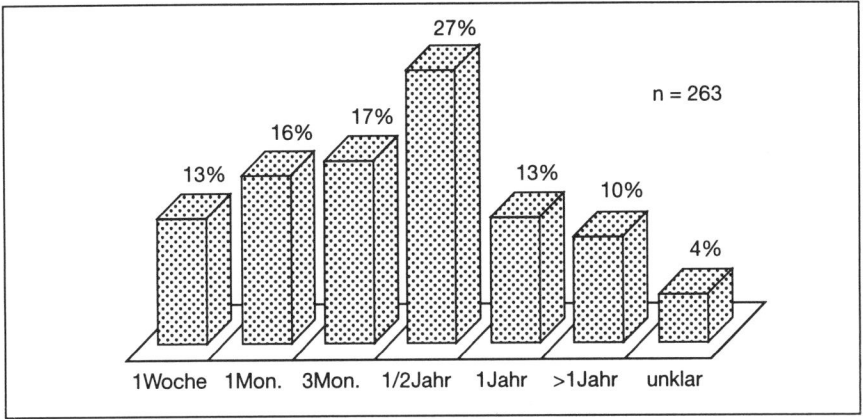

Abb. 5. Dauer der von den Patienten geklagten Schmerzen vor der stationären Aufnahme

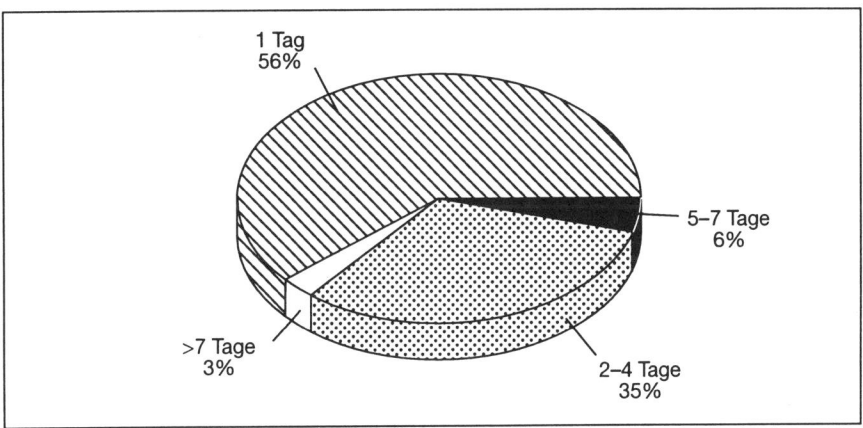

Abb. 6. Zeit bis zur deutlichen Schmerzreduktion bei 263 Patienten

Patienten benötigten wir jedoch mehr als 7 Tage, um eine deutliche Schmerzreduktion zu erzielen. Nach Abschluß der Behandlungsphase waren 73% der Patienten schmerzfrei, die restlichen 27% deutlich schmerzreduziert (Abb. 6). Von den 290 von uns behandelten Patienten benötigten 27 Patienten keine Analgetika. Von den 263 Patienten, bei denen eine Schmerztherapie indiziert war, erhielten 82% starke Opioide. Damit liegen wir über den in der Weltliteratur angegebenen Zahlen (Tabelle 2).

Tabelle 2. Einsatz der Analgetika nach dem WHO-Stufenschema. Prozentualer Anteil an Nichtopioiden, schwachen und starken Opioden (n = 263)

Analgetika	[%]
Nur Nichtopioide	7,5
Nichtopioide und schwache Opioide	9,5
Nichtopioide und starke Opioide	77
Nur schwache Opioide	1
Nur starke Opioide	5

Während der stationären Behandlung konnten 90 % unserer Patienten mit einer oralen Gabe der Analgetika zufriedenstellend schmerztherapeutisch eingestellt werden, 8 % der Patienten erhielten eine überwiegend intravenöse Verabreichung, dies betraf insbesondere Patienten mit Ileussymptomatik und/oder Schluckstörungen, bei denen gleichzeitig eine Flüssigkeitszufuhr notwendig war. Bei 2 % unserer Patienten war die subkutane Gabe der Analgetika erforderlich. Häufig eingesetzte Begleitmedikamente waren Laxanzien, Antiemetika, Schlafmittel und Glukokortikoide (Tabelle 3). Die Antiemetika konnten meist nach 2 Wochen abgesetzt werden, während fast alle Patienten unter Opiatbehandlung Laxanzien auf Dauer erhielten. Um unseren Patienten eine gute Nachtruhe zu ermöglichen, erhielten 56 % unserer Patienten Schlafmittel. Glukokortikoide wurden 52 % der Patienten aus unterschiedlichen therapeutischen Überlegungen heraus verordnet. Sedativa und Anxiolytika, insbesondere in der Finalphase, erhielten 22,5 % unserer Patienten; Antidepressiva als schmerztherapeutische Maßnahme bekamen 16 %. Diese Antidepressiva wurden aber nicht zur Therapie einer depressiven Grundstimmung verabreicht, sondern als Koanalgetika.

Bei der oralen Applikation von Morphin erhielten 60 % eine Morphindosierung bis 120 mg/Tag, 20 % 120 mg–300 mg/Tag und 20 % der Patienten über 300 mg pro Tag (Abb. 7). Die höchste Dosierung unter stationärer Behandlung lag bei 1 800 mg MST/Tag. Ein nach Hause entlassener Patient erhielt zuletzt 2 400 mg retardiertes Morphin pro Tag. Die höchste Morphindosierung bei subkutaner Applikation lag bei 240 mg/Tag, bei intravenöser Applikation bei 1 300 mg/Tag, und bei periduraler Applikation bei 110 mg/Tag (Abb. 8). Auf unserer Station verstarben 43 % der von uns behandelten Patienten, während 57 % nach Hause entlassen werden konnten (Abb. 9).

Tabelle 3. Häufig eingesetzte Begleitmedikamente zur Unterstützung der Schmerztherapie und Symptomkontrolle (Mehrfachnennungen möglich, n = 220)

Substanzgruppe	[%]
Laxanzien	76
Antiemetika	72
Schlafmittel	56
Kortikosteroide	52
Antazida/H_2-Blocker	28
Sedativa/Anxiolytika	22,5
Antidepressiva	16
Diuretika	10,5
Antiepileptika	10
Spasmolytika	5,5
Expektoranzien	5
Sonstige	2
Keine	25

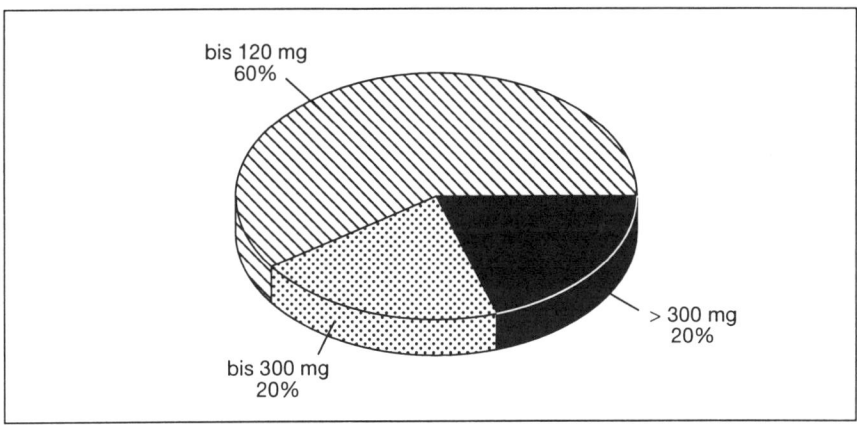

Abb. 7. Anteil der oralen Morphindosis bis täglich 120, 300 und über 300 mg bei 167 Patienten

Wenn man nach den Nebenwirkungen der Schmerztherapie fragt, so ist diese Frage nicht leicht zu beantworten, weil teilweise nicht unterschieden werden konnte, ob ursächlich die Schmerztherapie oder die Tumorerkrankung zu den Symptomen geführt hat (Tabelle 4). Häufige Symptome waren Obstipation, Übelkeit, Erbrechen sowie initiale

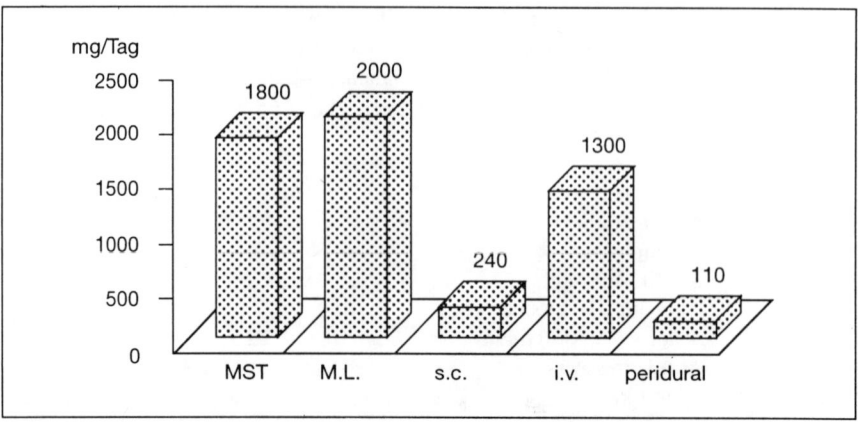

Abb. 8. Auf der Palliativstation eingesetzte Maximaldosen von Morphin bei oraler (*MST* = Retardtabletten, *M.L.* = Morphinlösung) subkutaner (*s.c.*), intravenöser (*i.v.*) und periduraler Applikation (n = 146)

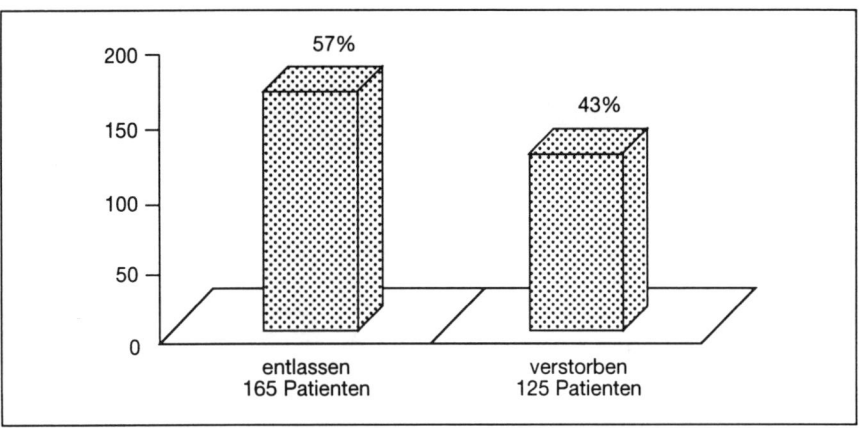

Abb. 9. Anteil der von der Palliativstation entlassenen und auf der Palliativstation verstorbenen Patienten (n = 290)

Müdigkeit. 41 % unserer Patienten klagten jedoch nie über für sie unangenehme Begleitsymptome. Durch den konsequenten Einsatz von Begleitmedikamenten konnten die oben aufgeführten Nebenwirkungen, bzw. Begleitsymptome gut behandelt bzw. verhindert werden.

Die fortscheitende Tumorerkrankung hat nicht nur Einfluß auf das Leben der Patienten, sondern auch auf das ihrer Angehörigen und

Tabelle 4. Vom Patienten während des stationären Aufenthaltes geklagte Begleitsymptome (Mehrfachnennungen möglich, n = 290)

Symptom	[%]
Obstipation	31
Übelkeit	24
Erbrechen	18,5
Müdigkeit	12,5
Miktionsstörungen	9
Mundtrockenheit	8
Schwitzen	5
Juckreiz	3,5
Sedierung	3,5
Keine	41

Freunde. Sie löst bei vielen Angehörigen schmerzliche Gefühle, Angst, Frustration, Unsicherheit, Schuldgefühle und Ärger aus. Ein weiteres Ziel unserer Arbeit ist es deshalb, die Angehörigen und Freunde in die Begleitung mit einzubeziehen, um so eine offene und ehrliche Atmosphäre zwischen Patient und Angehörigen zu schaffen und Ängste und Unsicherheiten abzubauen. Die Begleitung der Angehörigen ist auch nach dem Tod der Patienten nicht zu Ende. So schreiben wir den Angehörigen nach Ablauf von 6 Wochen und laden sie einmal im Jahr zu einem Angehörigentreffen wie zu einem Trauergottesdienst ein. Nach Ablauf von einem Jahr erfolgt ein nochmaliger schriftlicher Kontakt.

Zusammenfassende Beurteilung

Ziel der palliativen Behandlung ist, die Lebensqualität der Patienten möglichst langfristig zu verbessern. Dies ist zu einem hohen Prozentsatz in hausärztlicher Betreuung oder auf Allgemeinstationen eines Krankenhauses möglich. Ist die Symptomkontrolle und psychosoziale Umsorgung problematisch, gehören solche Patienten auf eine Palliativstation. Diese Stationen bieten hierfür ideale Voraussetzungen. Neben der konsequenten Schmerztherapie und Symptomkontrolle ermöglicht die Palliativstation menschliche Zuwendung und geistig-seelische Betreuung der Kranken, die für das physische und psychische Wohlbefinden der Patienten wichtige Voraussetzungen sind. Trotz einiger engagierter und ermutigender Initiativen muß man festhalten, daß die Palliativmedizin in

Deutschland bisher noch ein Stiefkind der Medizin geblieben ist. Um dies zu ändern, müssen Konzepte entwickelt werden, die von den Kostenträgern unterstützt und finanziert werden. Dabei muß gleichermaßen die Förderung der häuslichen und stationären Behandlung von Tumorpatienten berücksichtigt werden.

Wichtig ist dabei, daß:
- die Palliativmedizin strukturkonform entwickelt und in unser Gesundheitssystem integriert wird,
- alle in der Palliativmedizin tätigen Personen eine qualifizierte Aus- und Weiterbildung erhalten.

Die Initiativen der Deutschen Krebshilfe und des Landes Nordrhein-Westfalen sind ermutigende Signale.

Standards und Ausbildung in der Palliativmedizin Großbritanniens

D. Doyle

Die Palliativmedizin, in Großbritannien seit 1987 ein eigenständiges Fachgebiet, entwickelte sich aus dem Bereich, der bis dahin als „terminal care" (Betreuung von Sterbenden) bekannt war. Traditionell war diese auf die letzten Tage des Lebens beschränkt, wenn es schon zu spät war für Bestrahlung, Chemotheraphie, chirurgische Eingriffe oder irgendeine realistische Hoffnung auf eine auch nur geringfügige Rehabilitation.

Um die Betreuung der Sterbenden zu verbessern, gründete man Hospize, die sich auch um Patienten kümmerten, die nicht nur Wochen, sondern oft noch mehrere Monate zu leben hatten. Das Angebot der Hospize war ganzheitlich, und große Anstrengungen wurden unternommen, um den physischen, geistigen und psychosozialen Bedürfnissen von Patienten und Angehörigen volle und gleichberechtigte Aufmerksamkeit zu widmen. Man arbeitete dabei eher ganzheitlich und interdisziplinär, mit multidisziplinärem Ansatz. Man bemühte sich sowohl um Kooperation als auch darum, daß jede Disziplin von den Fähigkeiten und Beiträgen der jeweils anderen profitierte und sich alle gegenseitig unterstützten. Diese Pflege in den Hospizen wurde wissenschaftlich begleitet, indem man für jeden Aspekt der Behandlung sorgfältig Daten sammelte und auswertete. Zum erstenmal wurden therapeutische Ansätze überprüft und Artikel in Fachzeitschriften veröffentlicht. Mehr und mehr richtete sich dabei das Hauptinteresse auf Lebensqualität anstatt auf „Sterbequalität" und es ergab sich ein fruchtbarer Austausch mit dem Fachgebiet Rehabilitation.

Aus diesen Anfängen entstand die Palliativmedizin („Medizin" bezieht sich hier auf die Arbeit der Ärzte, wohingegen „care" – also die ganzheitliche Betreuung und Behandlung – die gemeinsamen Anstrengungen von Ärzten, Pflegern, Sozialarbeitern, Geistlichen und vielen anderen bezeichnet). Sie ist ganzheitlich und interdisziplinär geblieben, und in zunehmendem Maße Gegenstand wissenschaftlicher Forschung und Anerkennung, mit besonderem Augenmerk auf beruflicher Ausbildung und Spezialisierung. Ärzte, die heute schon in der Palliativmedizin

tätig sind, sehen in ihr wesentlich mehr als nur die Begleitung Sterbender.
Ihre Grenzen wurden erweitert, um sie im Vergleich zur Pflege in den
Hospizen umfassender und sicherlich auch wissenschaftlich akzeptabler
zu machen.

Palliativmedizin wurde in dem Moment als solche definiert und
allgemein akzeptiert, in dem sie ein eigenständiges Fachgebiet mit eigener, festgelegter Ausbildung wurde. Sie wird definiert als:

„Behandlung von Patienten mit aktiver, progressiver, weit fortgeschrittener Erkrankung und einer begrenzten Lebenserwartung, für die das
Hauptziel der Begleitung die Lebensqualität ist."

Die Attribute „aktiv" und „progressiv", also sich verschlechternd,
und „weit fortgeschritten" sind dabei wichtig. Sie implizieren eine sorgfältige, ständige klinische Beobachtung, oft unter Einbeziehung von
radiologischen, biochemischen und hämatologischen Untersuchungen.
Diese Definition beschränkt die palliativen Behandlungsmöglichkeiten
nicht nur auf bösartige Krankheiten, schließt aber viele Patienten mit
chronischen Leiden und Behinderungen aus, außer wenn objektive Be-
funde für ein weit fortgeschrittenes und lebensbedrohliches Leiden vorliegen. So werden Konflikte mit den Verantwortungsbereichen der Rheu-
matologen, Kardiologen, Pulmologen und auch Geriatern vermieden,
die sich ja ebenfalls mit unheilbaren Leiden befassen. Ganz sicher bedeutet Palliativmedizin nicht: Behandlung des Unheilbaren.

Obwohl die Linderung von Leiden die Aufgabe aller Ärzte war und
ist, ganz gleich, welche Ursache dazu geführt hat oder wie weit die
Erkrankungen fortgeschritten sind, zielt die Palliativmedizin ganz klar
auf die Linderung von Leiden im Endstadium ab, wenn sich das Augenmerk der Behandlung ganz auf die Schaffung von Lebensqualität richtet
und nicht mehr auf die Verlängerung des Lebens. Heute gibt es in
Großbritannien bereits einige Fürsprecher, die wollen, daß palliative
Behandlungsmethoden von der ersten Diagnose an, noch vor chirurgischen Eingriffen, Bestrahlung und anderen Therapien, miteinbezogen
werden. Es ist unvermeidlich, daß dieses Anliegen in der öffentlichen
Meinung Verwirrung und unter Ärzten Ablehnung hervorruft, wobei
letztere einen Übergriff auf ihre Domäne sehen. Es ist also wichtig, daß
man von der vorher gegebenen Definition und ihren Grenzen nicht
abweicht, während man gleichzeitig das Wissen und die Erfahrung um
das Lindern von Leid mit all denen teilt, die lernbereit sind.

„Terminal care" sowie die Hospizpflege wurden fast unvermeidlich
dann angeboten, wenn alles übrige schon versucht worden war („Es gibt
nichts, was wir noch tun könnten!"). Die Palliativmedizin überschneidet

sich hingegen bewußt immer mehr mit anderen Fachgebieten, wie z.B. Radiotheraphie oder Onkologie – Bereiche, die oft auch mit unheilbaren Krankheiten zu tun haben, die aber sehr wohl noch in der Lage sind, eine befriedigende Rückbildung der Symptome zu erreichen.

Heute gibt es in Großbritannien über 200 stationäre Palliativeinrichtungen, über 100 Beratungsstellen in Krankenhäusern und viele Angebote zur Pflege zu Hause. Eine solch schnelle Verbreitung von palliativ orientierten Pflegeangeboten (viele behielten den Namen Hospiz bei) zeigte den Bedarf an klar definierten Standards auf. Es ist allgemein anerkannt, daß professionelle Glaubwürdigkeit, der gute Ruf und jeglicher Respekt und Unterstützung für solche Dienstleistungen sich auf folgende Kriterien stützen müssen:

- professionelle klinische Standards,
- Überprüfung und Auswertung,
- Forschung,
- Ausbildung und Fortbildung,
- allgemeine Anerkennung und Respekt.

Professionelle klinische Standards

Es ist eine Sache, eine hochwertige klinische Behandlung anzustreben, aber eine ganz andere, dies auch zu erreichen und die Verläufe aufrechtzuerhalten. In Großbritannien kam man überein, daß eine gute Behandlung dann gewährleistet ist, wenn es strikte Standards für die personelle Besetzung von Abteilungen und die akademischen Qualifikationen der Mitarbeiter gibt. Zum Beispiel wird allen Palliativeinrichtungen ein ausgebildeter Spezialist vorstehen müssen, der diese Stelle nur bekommt, wenn er das umfassende Trainingsprogramm, das ich im folgenden beschreiben will, absolviert hat. Das bloße Interesse an palliativer Medizin oder Erfahrung in der Schmerzbekämpfung, Onkologie oder als Hausarzt genügen nicht. Derselbe hohe Standard an Training, Erfahrung und kontinuierlicher Fortbildung wird auch vom Pflegepersonal der Palliativeinrichtungen erwartet.

Überprüfung und Auswertung

Routinemäßige Überprüfungen werden sowohl in den klinischen Abteilungen als auch in der Verwaltung durchgeführt, die klinischen auch auf multidisziplinärer Basis. Regelmäßige Besprechungen müssen abgehalten und Protokolle angefertigt werden, wie auch Dokumentationen für Veränderungen bei Behandlungsmethoden und allgemeinen Regeln, die sich aus den Besprechungen ergeben können.

Die Auswertung wird von verschiedenen Berufsgruppen durchgeführt (Regierung, Gesundheitsbehörden und die „Royal Colleges of Medicine") sowie durch Patientenbefragungen und Studien.

Professionelle Ausbildung

Es zeichnet sich immer mehr ab, daß eine der wichtigsten Funktionen der Palliativmedizin der Beitrag zur Ausbildung ist, und man drängt darauf, daß keine Abteilung mehr ohne Ausbildungsbereich arbeitet oder geplant wird. Das hat natürlich beträchtliche Auswirkungen auf Stellen- und Finanzplanung. Jede Abteilung ist aufgefordert, ihre Angebote darzulegen:

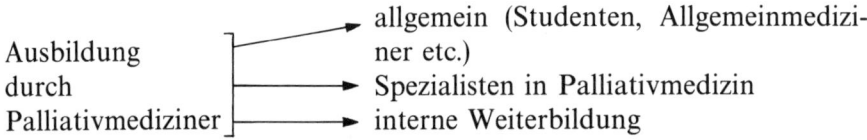

Ausbildung · · · · · · · · · · · · · · · · · · → allgemein (Studenten, Allgemeinmediziner etc.)
durch · → Spezialisten in Palliativmedizin
Palliativmediziner · · · · · · · · · · · · · · → interne Weiterbildung

Zusätzlich sind sie auch für das Anlernen nichtprofessioneller Pflegekräfte (Verwandte, Freunde) und die Information der Öffentlichkeit zuständig.

Medizinstudenten

Man stimmt heute darin überein, daß Palliativmedizin in allen 30 medizinischen Fakultäten Großbritanniens gelehrt werden sollte, obwohl gegenwärtig im Durchschnitt weniger als 10 Stunden unterichtet werden; sie sollte nach dem Physikum gelehrt werden und auch Prüfungsstoff sein. Die „Association for Palliative Medicine" hat einen Lehrplan für 3 verschiedene Gruppen aufgestellt – für a) Medizinstudenten, b) Allgemeinmediziner und Assistenzärzte und c) die zukünftigen Spezialisten in Palliativmedizin.

Der Lehrplan beinhaltet:
– physische Aspekte,
– psychologische Aspekte,

- religiöse und spirituelle Fragen,
- ethische Aspekte,
- Teamarbeit.

Die physischen Aspekte sind:
- Krankheitsverlauf,
- Symptomkontrolle,
- Pharmakologie.

Die psychosozialen Komponenten des Lehrplans sind:
- familiärer und sozialer Hintergrund,
- Kommunikationsfähigkeiten,
- psychologische Reaktionen,
- Sexualität,
- seelischer Schmerz,
- Erkennen von persönlichen Gefühlen und professioneller Haltung.

Die verschiedenen Berufsgruppen brauchen eine abgestufte Unterweisung in den einzelnen Teilgebieten. Bei Medizinstudenten liegt der Schwerpunkt eher auf der Entwicklung des bewußten Wahrnehmens und der Sensibilität als auf praktischen Fähigkeiten.

Hausärzte benötigen – wie alle anderen Gruppen – ein geschärftes Bewußtsein und erhöhte Sensibilität, aber darüber hinaus auch umfassende Weiterbildung bezüglich der pharmakologischen und technischen Aspekte der palliativen ganzheitlichen Versorgung. Ärzte, die sich auf Palliativmedizin spezialisieren, müssen in allen Teilbereichen umfassend ausgebildet werden.

Spezialisten in Palliativmedizin (*Fachärzte*)

Das offiziell verabschiedete Trainingsprogramm des „Royal College of Physicians" verlangt, daß künftige Spezialisten zunächst ihren Abschluß machen, dann 3–4 Jahre in verschiedenen Krankenhausabteilungen arbeiten, dann einen höheren akademischen Grad erwerben (den nur 20% der Bewerber erlangen) und dann erst ein 2-bis 4jähriges Trainingsprogramm in Palliativmedizin an einer anerkannten Einrichtung beginnen.

Eine solche anerkannte Institution (zur Zeit gibt es 30) braucht eine stationäre Abteilung, einen häuslichen Pflegedienst, eine Ambulanz, eine Tagesklinik, eine Beratungsstelle, eine Bücherei, ein Ausbildungsprogramm, ein Forschungsprogramm sowie klinische und administrative

Überprüfungsmöglichkeiten. Vor einer Anerkennung werden alle Einrichtungen gründlich geprüft; weitere Überprüfungen folgen in mehrjährigen Abständen.

Zusätzlich zur klinischen Arbeit mit bis zu 1000 Patienten pro Jahr erhalten diese Spezialisten auch eine Ausbildung in Managementtechniken, psychologischer Beratung, Hinterbliebenenbetreuung und Lehr- und Forschungsmethoden.

Es gibt keinen Mangel an ausreichend qualifizierten Ärzten, die sich für die Trainingsprogramme in Palliativmedizin bewerben und mit der Ausbildung beginnen. Schon heute gibt es in Großbritannien 167 anerkannte Spezialisten und, wie schon erwähnt, wird es in einigen Jahren gesetzlich vorgeschrieben sein, daß jede Abteilung einen solchen Spezialisten beschäftigt, zusammen mit einer ebenfalls in Palliativmedizin ausgebildeten Krankenschwester, andernfalls wird sie von der Regierung nicht anerkannt und finanziert.

Ausbildung von Krankenschwestern

Die Qualität der Behandlung stützt sich genausosehr auf pflegerische wie auf medizinische Standards – daher das Interesse an der Ausbildung. Die Nachfrage von Krankenschwestern nach einer Ausbildung ist inzwischen so groß, daß landesweit zusätzliche Kurse und Abteilungen eingerichtet werden mußten.

Krankenschwestern und Pfleger, die eine Laufbahn in Palliativmedizin anstreben, müssen zuerst eine allgemeine Krankenpflegeausbildung machen und Berufserfahrung in Krankenhäusern sammeln. Sie können dann diese Arbeit weitermachen oder einen einjährigen Kurs als Gemeindeschwester absolvieren, danach besteht die Möglichkeit der Qualifikation in Onkologie, Geriatrie und Palliativmedizin. Zur Zeit gibt es in Großbritannien über 50 Spezialkurse für palliative Pflege. Viele davon bieten eine zusätzliche Ausbildung für psychologische Beratung, Trauerarbeit und Lehrtechniken an.

Zusammenfassend können wir sagen, daß Palliativmedizin
- mehr sein muß als nur die Bekämpfung von Symptomen,
- in die bestehenden Strukturen integriert werden muß,
- ihre eigenen Standards aufstellen und überprüfen muß,
- ethische Fragen ansprechen muß,
- nicht erwarten darf, von anderen Medizinern einfach anerkannt zu werden, sondern sich selbst darum bemühen muß.

Vordringliche Prioritäten für die Entwicklung der Palliativmedizin in Großbritannien sind:
- Entwicklung angemessener Modelle,
- Ausbildung von Fachkräften nach dem höchstmöglichen Standard,
- Forschung und Publikation von Artikeln und Büchern,
- Definition von klaren, erreichbaren, klinischen Standards,
- Entwicklung von Überprüfungsmodalitäten.

Literatur

Doyle D, Hanks GW, MacDonald N (eds) (1993) The Oxford textbook of palliative medicine. Oxford Univ Press

Quality, standards, organisational and clinical audit for hospice and palliative care services. National Council for Hospice and Specialist Palliative Care Services: Occasional paper 2, November 1992 (obtainable from National Council for Hospice and Specialist Palliative Care Services, 59 Bryanston Street, London, W1A 2AZ)

Palliative medicine curriculum for medical students, general professional training, higher specialist training, including the joint statement on the palliative medicine content of vocational training for general practice. Association for Palliative Medicine of Great Britain and Ireland, 1992 (Copies obtainable from the Association for Palliative Medicine, 11 Westwood Rood, Southampton, Hants, SO2 1DL, U.K.)

A core curriculum for a post-basic course in palliative nursing. Prepared by the International Society of Nurses in Cancer Care; approved by the Cancer and Palliative Care Unit, World Health Organization and International Council of Nurses, 1991 (Haigh and Hochland Ltd., the Precinct Centre, Manchester, M13 9QA, U.K.)

Grenzen der kurativen und Beginn der palliativen Krebstherapie

E. Aulbert

> Ein gnadenloses Zuviel an Therapie?
>
> Therapie um jeden Preis?
>
> Nicht der Krebs soll behandelt werden, sondern der Mensch, der Schmerzen hat und der mehr oder weniger behindert ist.

Bei Tumorerkrankungen, bei denen eine realistische Heilungschance besteht, liegen in der Regel klare, standardisierte Behandlungsrichtlinien vor, die wenig Raum für Entscheidungsunsicherheiten lassen. Bei Vorliegen eines solchen kurativen Therapiekonzepts wird mit multimodalen, z.T. einschneidenden Therapieformen versucht, den Patienten langfristig von seiner Tumorerkrankung zu befreien, d.h. definitiv zu heilen. Hierbei werden bisweilen erhebliche Nebenwirkungen der Therapie in Kauf genommen, um die Heilungschance zu verbessern. Eine hiermit verbundene vorübergehende Einschränkung der Lebensqualität, jedoch auch bleibende Therapiefolgen und Behinderungen, werden ertragen, solange die definitive Heilung dadurch erreichbar erscheint.

Demgegenüber bedeutet ein palliatives Therapiekonzept, daß eine realistische Heilungsmöglichkeit nicht mehr besteht. Hier liegt das Therapieziel in einer Linderung von Leiden und Beschwerden – wenngleich ohne Möglichkeit einer Heilung und in bestimmten Fällen sogar ohne Möglichkeit einer Lebensverlängerung. Hier sind die Ermessensspielräume, aber auch die Entscheidungsunsicherheit viel größer. In dieser Situation ist die Erhaltung oder Gewinnung von Lebensqualität sowie, hiermit verbunden die Krankheitsverarbeitung und -bewältigung das angestrebte Ziel. Es sind besonders schonende Therapieformen mit möglichst geringen Nebenwirkungen und geringer Toxizität angezeigt, um den Patienten nicht noch zusätzlich zu belasten. Abbildung 1 zeigt die Modellvorstellung einer derartigen sinnvollen palliativen Therapie.

Wo es hinsichtlich der Tumorerkrankung und der zur Verfügung stehenden Therapiemodalitäten möglich ist und wo es hinsichtlich der Belastungen und Nebenwirkungen für den Patienten vertretbar ist, stellt auch in fortgeschrittenen Krankheitsstadien die antineoplastische Therapie die wirksamste Möglichkeit zur Verhinderung und Behandlung tumorbedingter Beschwerden dar. Dabei ist jedoch immer wieder neu für

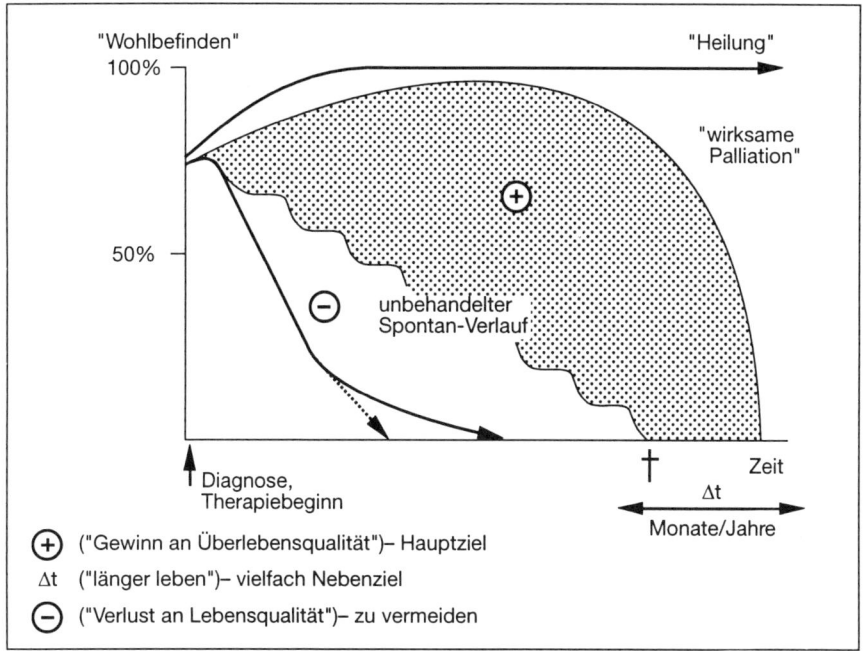

Abb. 1. Graphische Darstellung der Möglichkeiten eines Behandlungserfolgs bzw. -mißerfolgs bei Tumorkrankheiten. (Aus [7])

jeden einzelnen Patienten die sinnvolle Abwägung zwischen evtl. noch nicht voll ausgeschöpften antineoplastischen Maßnahmen und der reinen symptomatischen Behandlung der Beschwerden erforderlich (Tabelle 1).

Tabelle 1. Palliative Krebstherapie unter dem Gesichtspunkt der Lebensqualität:

- Wie einschneidend darf die Therapie sein, um was zu erreichen?
- Ist noch eine Heilung zu erzwingen?
- Um welchen Preis kann eine Lebensverlängerung erreicht werden?
- Muß ich überhaupt therapieren?
- Sind vorhersehbare tumorbedingte Komplikationen zu verhindern?
- Wie kann ich möglichst effektiv bereits bestehende Schmerzen und Beschwerden lindern?

Die in der internistischen Onkologie üblicherweise genutzten Erfolgsparameter wie Tumorrückbildung, Remissionsgrad, Remissionsdauer und Überlebenszeit treten daher in dieser Situation für die Beurteilung des Therapieerfolgs in den Hintergrund. Wichtig ist vielmehr die Frage der Nebenwirkungen und der Verträglichkeit der Therapie, d.h. also der Einfluß der therapeutischen Maßnahmen auf die Lebensqualität. In der palliativen Therapie ist dementsprechend die Lebensqualität nicht selten das einzige Kriterium, an dem der Erfolg der Therapie gemessen werden kann – insbesondere dann, wenn eine meßbare Tumorrückbildung nicht erreicht werden konnte. Dabei kann eine erfolgreiche palliative Therapie emotional genauso gewinnbringend sein wie eine Heilung.

Eine erfolgreiche und befriedigende Palliation setzt die sorgfältige Beachtung und Abwägung verschiedener grundsätzlicher Faktoren voraus, auf die im folgenden näher eingegangen werden soll.

Prinzipien der palliativen Chemotherapie

Die Entscheidung, ob und wann eine internistische Tumorbehandlung eingeleitet wird, ist immer komplex und muß individuell getroffen werden. Sie beruht auf folgenden Faktoren:

- Behandlungswunsch des Patienten,
- klinischer Status des Patienten,
- zytostatische oder strahlentherapeutische Vorbehandlung,
- biologische Eigenschaften des Tumors,
- Wirksamkeit der zur Verfügung stehenden Medikamente.

Behandlungswunsch des Patienten

Die selbstverständliche Voraussetzung für die Einleitung einer internistischen Krebstherapie ist der Behandlungswunsch und das Einverständnis des Patienten. Basis hierfür ist eine sorgfältige und ausgewogene, von Wahrhaftigkeit getragene Aufklärung des Patienten über seine Krankheitssituation und die Therapiemöglichkeiten.

Eine problematische Situation entsteht, wenn der Behandlungswunsch des Patienten und seiner Angehörigen im Einzelfall nicht den bei realistischer Einschätzung nur sehr beschränkten Behandlungsmöglichkeiten entspricht, in eine Behandlung sehr hohe Hoffnungen gesetzt werden und sich hieran auch eine positive Krankheitsverarbeitung und -bewältigung knüpft. Aus dieser Konstellation ergibt sich nicht selten für den Arzt ein Entscheidungsnotstand, der noch verstärkt wird, wenn beispielsweise unter dem Eindruck eines sehr jungen, hoffnungsvollen Lebensalters, aber auch einer sehr lebenszugewandten und aktiven Lebenshaltung eines schon älteren Patienten auch beim Arzt selbst der Wunsch besteht, durch eine aktive Therapie den schicksalhaften Verlauf der Krankheit noch abwenden zu können.

Im Einzelfall wird es in einer solchen Situation gerechtfertigt sein, eine nebenwirkungsarme Therapie mit nur marginaler Wirksamkeit einzuleiten in der Vorstellung, daß dem Patienten hierdurch die schrittweise Anpassung an die infauste Situation und das Leisten der erforderlichen Trauerarbeit besser gelingt. Es ist sicher auch unter derartigen Umständen sehr wichtig, den Patienten nie in eine Situation zu bringen, wo er sich aufgegeben fühlt und den Eindruck bekommt, daß nichts mehr für ihn getan werden kann.

Klinischer Status des Patienten

Eine sorgfältige Einschätzung des körperlichen und seelischen Befindens des Patienten, insbesondere auch die Kenntnis von Begleiterkrankungen sowie von vorausgegangenen onkologischen Therapien ist eine wesentliche Voraussetzung für die Therapieentscheidung für eine palliative internistische Therapie. Das Alter, der Allgemeinzustand sowie organische Vor- oder Begleiterkrankungen von Leber, Nieren, Herz und Knochenmark, die sich mit dem Nebenwirkungsspektrum der vorgesehenen Zytostatika überschneiden, haben einen Einfluß auf die Durchführbarkeit der Therapie und den Therapieerfolg. Bleiben sie unberücksichtigt, kann aus einem erhofften palliativen Therapiegewinn ein schwerer und nicht selten irreversibler Schaden für den Patienten entstehen, der schwerwiegendere Folgen hat als die bösartige Grunderkrankung selber.

Ebenso hängt die Therapieentscheidung wesentlich von den bereits durchgeführten onkologischen zytostatischen oder strahlentherapeutischen Vorbehandlungen ab: Zum einen müssen kumulative Höchstdosen berücksichtigt werden. Auch sich überschneidende organspezifische Toxizitäten können (wie beispielsweise eine Mediastinalbestrahlung und der Einsatz kardiotoxischer Antrazykline) die Auswahl der vorgesehenen Zytostatika limitieren. Nicht zuletzt wird man von dem erneuten Einsatz einer Substanz, deren Tumorwirksamkeit bereits in vorhergegangenen Therapien ausgeschöpft wurde oder deren ungenügende Wirksamkeit bereits durch eine Tumorprogression belegt wurde, keinen erneuten Behandlungsgewinn erwarten können.

Biologische Eigenschaften des Tumors

Die verschiedenen Tumorentitäten weisen ein sehr unterschiedliches Ansprechen auf die Chemotherapie auf. In der Regel nimmt die Empfindlichkeit gegenüber der zytostatischen Chemotherapie mit steigender Entdifferenzierung und Proliferation der Tumoren zu. Die Wirksamkeit der Chemotherapie steht in reziprokem Verhältnis zur Größe des Tumors bzw. zur Anzahl der Tumorzellen. Die histologische Differenzierung sowie eine sorgfältige Tumorausbreitungsdiagnostik sind daher wesentliche Voraussetzungen für eine internistische Tumortherapie. Hiervon läßt sich die Möglichkeit einer Beeinflussung des Tumorwachstums durch eine Hormon- oder Chemotherapie weitgehend voraussagen.

Zu unterscheiden sind dabei Tumorerkrankungen, die selbst im fortgeschrittenen, disseminierten Stadium durch eine Chemotherapie geheilt werden können, von Tumorerkrankungen, bei denen durch eine Hormon- oder Chemotherapie keine Heilung, jedoch eine Lebensverlängerung erreicht werden kann, sowie von Tumorerkrankungen, bei denen chemotherapeutisch keine gesicherte Verlängerung der Überlebenszeit, jedoch eine Linderung tumorbedingter Beschwerden und dadurch eine Verbesserung der Lebensqualität ermöglicht wird, und schließlich von Tumorerkrankungen, die durch eine Hormon- bzw. Chemotherapie nicht beeinflußt werden können (Tabelle 2).

Die ersten 3 genannten Gruppen weisen eine mehr oder weniger gute Sensibilität gegenüber einer systemischen Hormon- oder Chemotherapie auf. Hier hat die internistische Krebstherapie ihren anerkannten Stellenwert, bei der 4. Gruppe dagegen nicht.

Wirksamkeit der zur Verfügung stehenden Therapie

Im Gegensatz zu einer kurativ konzipierten Chemotherapie, die das Ziel hat, den Patienten langfristig von seiner Tumorerkrankung zu befreien, d.h. zu heilen, hat eine palliative Chemotherapie das vorrangige Ziel, tumorbedingte Beschwerden und Schmerzen zu lindern. Dieses Ziel ist in den meisten Fällen nur erreichbar, wenn es gelingt, den Tumor zu verkleinern oder ein weiteres Fortschreiten des Tumorwachstums zu verhindern, setzt also das Vorhandensein eines wirksamen Therapieregimes voraus. Dennoch ist in dieser palliativen Situation nicht unbedingt diejenige Tumortherapie die bessere, die mit einer höheren Remissionsrate verbunden ist, sondern es ist oft die, bei der die Qualität des verbliebenen Lebens am wenigsten eingeschränkt wird. In dieser Situation müssen sich Patient und Arzt darüber klar werden, um welchen Preis eine Tumorrückbildung – wenngleich ohne echte Heilungsmöglichkeit – erreicht werden kann und soll.

Verträglichkeit der Therapie

Im Gegensatz zur reinen symptomatischen Tumortherapie befinden wir uns bei der palliativen internistisch-onkologischen Therapie in der Regel

Tabelle 2a–d. Beeinflußbarkeit maligner Tumoren durch die Chemotherapie (AUS [8]).

a: Potentiell heilbare Tumoren (10–12 % aller Neoplasien).

Tumor	komplette Remissionen [%]	Überleben nach ≥ Jahren
Chorionkarzinom (Frau)	80–90	80–90
Hodentumoren	90–90	75–90
Akute lymphatische Leukämie (> 20 Jahre)	90–90	50–90
M.Hodgkin III–IV	80–90	50–80
Burkitt-Lymphom III–IV	80–90	50–70
Non-Hodgkin-Lymphome II–IV	70–90	30–40
Akute myeloische Leukämie	70–90	10–20
Kleinzelliges Bronchialkarzinom	60–90	≤ 10

b: Palliative Therapie mit Verlängerung der Überlebenszeit; ganz selten *Heilungen* möglich (ca. 40 % aller Neoplasien).

Tumor	Ansprechrate [%]	Mittlere Überlebenszeit bei Remission (Jahre)
Chronische Leukämien (CML, CLL)	90–100	3–5
Prostatakarzinom	70–80	2–3
Multiples Myelom	60–70	2–3
Mammakarzinom	60–70	2
Embryonale Tumoren des Kindesalters, ohne Wilms-Tumor	60–70	1–2
Ovarialkarzinom FIGO III–IV	60–70	1–2
Endometriumkarzinom	50	1–2
Sarkome des Stützgewebes	40	1–2
Plattenepithelkarzinome des HNO-Bereichs	50	1–2
Medulloblastom	40–50	1–2

Tabelle 2. (Fortsetzung)

c: Palliative Chemotherapie ohne Verlängerung der Überlebenszeit, aber mit subjektiver und objektiver Verbesserung der Überlebensqualität (ca. 30 % aller Tumoren).

Tumor	Remissionsrate [%]	Mittlere Überlebenszeit bei Remission (Monate)
Adenokarzinom des Magens	40(−50)	10–12
Urothelkarzinom	40(−50)	8–10
nichtkleinzelliges Bronchialkarzinom	30(−40)	8–12
Nebennierenrindenkarzinom	30(−40)	8–12
Übrige Adenokarzinome des Gastrointestinaltrakts	20(−30)	6–8
Malignes Melanom	20(−40)	6–8
Plattenepithelkarzinom im gynäkologischen Bereich	10(−20)	5–6

d: Durch Chemotherapie nicht deutlich beeinflußbare Tumoren (ca. 20 % aller Tumoren).

Tumor (inoperabel, metastasierend)	Teilremissionsrate [%]
Nierenkarzinom	10–25
Primäre ZNS-Tumoren (außer Medulloblastom)	10–20
Leberkarzinom	10–20
Langsam wachsende Sarkome (z.B.Chondrosarkom)	10
Anaplastisches Schilddrüsenkarzinom	10–20

im Spannungsfeld zwischen einer unheilbaren, oft mit Schmerzen und Beschwerden einhergehenden Erkrankung und einer mehr oder weniger einschneidenden, teils aggressiven Therapie. Beides ist zwangsläufig mit einer Einschränkung der Lebensqualität verbunden – eine dritte Alternative gibt es nicht.

Diese Situation reduziert den Spielraum der Handlungsmöglichkeiten enorm. Jede Therapieentscheidung im Rahmen der palliativen Therapie setzt daher unabdingbar eine selbstkritische Einschätzung des erreichbaren Therapieziels und eine realistische Kenntnis der möglichen Therapiefolgen voraus. Die Bedeutung und Wertigkeit der zu erwartenden Nebenwirkungen für den einzelnen Patienten kann nur im sorgfältigen aufklärenden Gespräch mit ihm selbst herausgefunden werden.

Sind die möglichen oder zu erwartenden Therapienebenwirkungen sowie die Belästigung durch die damit verbundenen wiederholten Krankenhausaufenthalte nicht wesentlich geringer als die erreichbare Linderung tumorbedingter Beschwerden, so ist von einer Chemotherapie abzusehen.

Therapiemodalitäten in der internistischen Tumortherapie

In der internistischen Tumortherapie stehen uns im wesentlichen 3 Therapiemodalitäten zur Verfügung: die Hormontherapie, die Chemotherapie und die gegenwärtig noch weitgehend experimentelle immunmodulatorische Therapie.

Hormonelle Tumortherapie

Bei hormonsensiblen Tumoren kann durch den Einsatz von Hormonen, Hormonanalogen und Hormonantagonisten eine antiproliferative Wirkung auf die Tumorzellen erreicht werden. Es handelt sich dabei sowohl um eine hormonrezeptorvermittelte Wirkung als auch um direkte rezeptorunabhängige Effekte. In erster Linie wird die Differenzierung und Ausreifung von Zellen angeregt. Gleichzeitig besteht ein antimitotischer Effekt. Bei den Glukokortikoiden kommt ein direkter zytotoxischer Effekt auf lymphatische Zellen dazu.

Als hormonsensible Tumoren sind in erster Linie das Mammakarzinom, Prostatakarzinom, Endometriumkarzinom und – mit Einschränkungen – das Ovarialkarzinom bekannt. Ein geringfügiges Ansprechen auf hormonelle Therapien weist auch das Nierenzellkarzinom auf. Die chronisch-lymphatische Leukämie, maligne Lymphome und das Plasmozytom lassen sich erfolgreich mit Glukokortikoiden – oft in Kombination mit Zytostatika – behandeln.

Glukokortikoide haben außerdem eine positive Wirkung bei perifokalen Entzündungsreaktionen bei Weichteilinfiltrationen und beeinflussen das perifokale Ödem bei Hirntumoren und Hirnmetastasen, sie haben einen günstigen Effekt in der Therapie des Hyperkalzämiesyndroms, üben einen palliativ analgetischen Effekt bei Skelett- und Lebermetastasen aus und werden bei immunhämolytischer Anämie in der Folge von malignen Lymphomen eingesetzt. Gestagene werden – wenngleich nicht unumstritten – zur Verhinderung der Tumorkachexie propagiert.

Die verschiedenen Möglichkeiten von Hormontherapien, die sich in der internistischen Onkologie bewährt haben, gehen aus folgender Übersicht hervor (Tabelle 3). Im Gegensatz zur Chemotherapie setzt der Effekt einer Hormontherapie protrahiert ein. Eine erste Erfolgsbeurteilung sollte daher bei einer Hormontherapie erst nach 8 – 10 Wochen vorgenommen werden, während bei einer zytostatischen Chemotherapie in der Regel schon nach 3 – 4 Wochen eine erste Aussage über das Ansprechen des Tumors gemacht werden kann. Im Fall eines positiven Ansprechens wird die hormonelle Behandlung kontinuierlich bis zum Nachweis einer erneuten Tumorprogredienz fortgesetzt.

Die Nebenwirkungen der Hormontherapien sind z.T. Ausdruck der physiologischen Wirkung des Hormons. Bei den Androgenen stehen Virilisierung, Zunahme der Libido, Haarausfall und Akne im Vordergrund. Die Östrogene/Gestagene werden neben einer Feminisierung bei Männern von kardiovaskulären Komplikationen und Flüssigkeitsretention begleitet. LH-RH-Analoge zeigen die Erscheinungen der Wechseljahre mit Hitzewallungen und Kopfschmerzen. Bei Aromatasehemmstoffen werden häufig Müdigkeit und in einzelnen Fällen ein Exanthem beobachtet. In der Regel sind die unerwünschten Nebenwirkungen der Hormontherapien deutlich geringer als die der Chemotherapien. Es bietet sich daher an, zuerst alle Möglichkeiten hormoneller Tumortherapien nacheinander auszuschöpfen, bevor der Wechsel auf eine zytostatische Chemotherapie vollzogen wird.

Tabelle 3. Hormontherapie in der internistischen Onkologie

Additive Hormontherapie:
- – Östrogene (Prostatakarzinom),
- – Androgene (Mammakarzinom),
- – Gestagene (Mammakarzinom, Endometriumkarzinom, Ovarialkarzinom),
- – Kortikoide (Lymphome, Plasmozytom);

Ablative Hormontherapie (Chirurgisch):
- – Ovarektomie (Mammakarzinom),
- – Orchiektomie (Prostatakarzinom);

Ablative Hormontherapie (radiologisch);
- – Radiomenolyse (Mammakarzinom);

Ablative Hormontherapie (medikamentös):
- – Antioestrogene (gesichert: Mammakarzinom, Endometriumkarzinom, fraglich: Ovarialkarzinom, gering: Nierenzellkarzinom),
- – Antiandrogene (Prostatakarzinom),
- – Aromatasehemmstoffe (Mammakarzinom),
- – LH-RH-Analoge (Mammakarzinom, Prostatakarzinom).

Zytostatische Chemotherapie

Sind die Möglichkeiten einer Hormontherapie ausgeschöpft oder handelt es sich um primär hormonunabhängige Tumoren, so kann häufig mit einer Chemotherapie ein erneutes Ansprechen des Tumors und damit ein erneuter lindernder Effekt erzielt werden. Entschließt man sich zu einer Chemotherapie, so sollte diese in der vollen Dosierung durchgeführt werden. Eine unter dem Gesichtspunkt besserer Verträglickeit durchgeführte Unterdosierung dient dem Patienten nur scheinbar, da bei Verminderung der Dosis die therapeutischen Chancen drastisch sinken und sich die noch verbliebenen Nebenwirkungen – bezogen auf den geringen Nutzen der Therapie – ungünstig für den Patienten auswirken.

Am gebräuchlichsten ist eine Kombinationschemotherapie (Polychemotherapie), bei der simultan oder sequentiell je nach Therapieprotokoll 2–5 Zytostatika kombiniert verabreicht werden. Kriterium einer sinnvollen Kombination ist, daß

- jedes Medikament allein auch einen antineoplastischen Effekt entfaltet,
- zwischen den verschiedenen Substanzen keine Kreuzresistenz besteht,
- unterschiedliche Wirkungsmechanismen vorliegen,
- das Toxizitätsspektrum variiert und damit eine Addition der Toxizität vermieden wird.

Auch wenn die erreichbaren Remissionsraten bei den chemosensiblen Tumoren durch die Kombination mehrerer Zytostatika in der Regel höher liegt, ist in der palliativen Situation, in der das Ziel der Lebensqualität ganz in den Vordergrund gerückt ist, oft eine nebenwirkungsärmere Monotherapie vorzuziehen, da sie den Patienten weniger belastet.

Nicht selten wird man im Hinblick auf die Lebenserwartung auch zu Therapiekompromissen – beispielsweise in Form von verlängerten Therapieintervallen – bereit sein. In diesem Sinne wird auch die schonendere, auf wöchentliche Applikation gesplittete Lowdose-Therapie beispielsweise von Adriamycin mit Erfolg angewandt, wobei jedoch die gesamte kumulative Dosis nicht wesentlich unter der der Intervalltherapie liegt.

Als wesentlicher Fortschritt in der Chemotherapie ist auch die Entwicklung verschiedener Zytostatikaderivate (Epirubicin, Carboplatin) bzw. neu entwickelter Substanzen (Mitoxantrone) mit reduzierter Toxizität anzusehen. Hierdurch werden zum einen subjektiv belastende Nebenwirkungen (Brechreiz, Haarausfall, Polyneuropathie) deutlich reduziert, so daß die Entscheidung zu einem Einsatz der Chemotherapie im Rahmen der Beschwerdelinderung erleichtert wird. Zum anderen wird durch eine Verringerung der spezifischen organbezogenen Toxizität (Kardiotoxizität, Nephrotoxizität, Neurotoxizität) die Anwendung dieser Substanzen auch in den Fällen ermöglicht, wo die chemotherapeutischen Möglichkeiten durch das Vorliegen entsprechender organischer Begleiterkrankungen limitiert ist.

Auf die einzelnen Chemotherapieprotokolle, die in der Anwendung bei den verschiedenen Tumorentitäten erprobt sind und empfohlen werden können, kann an dieser Stelle nicht im einzelnen eingegangen werden. Es muß hier auf die einschlägige internistisch-onkologische Literatur verwiesen werden. Es sei darauf hingewiesen, daß die Durchführung zytostatischer Chemotherapien gerade im Rahmen der palliativen Situation einer ganz besonderen onkologischen Erfahrung bedarf, um nicht den Gefahren einer ungenügenden Nutzung therapeutischer Chancen, aber auch einer Übertherapie zu erliegen.

Möglichkeiten onkologisch-supportiver Begleittherapien

Die sorgfältige Anwendung supportiver Begleitmaßnahmen während der Chemotherapie verbessert die Verträglichkeit und erleichtert die Entscheidung zum Einsatz von Zytostatika im Rahmen der palliativen internistischen Therapie. Hervorzuheben sind in diesem Zusammenhang besonders die supportiven Maßnahmen, durch die die Toxizität und Nebenwirkungen verschiedener Zytostatika verhindert oder verringert werden können. Die verschiedenen supportiven Möglichkeiten ergeben sich wie folgt:

- Stomatitisprophylaxe durch Mundspülungen mit Kamille, Oberflächenanästhetika, ggf. Mykostatika;
- Uroprotektion durch Mesna (Urometexan) zur Verhinderung einer hämorrhagischen Zystitis durch Zyklophosphamid und Ifosfamid;
- Verhinderung von bleomyzininduziertem Fieber durch die intravenöse Gabe von Kortison;
- Vorbeugung von psychotischen Zuständen unter hochdosierter Ifosfamidtherapie durch die Kurzinfusion von Piracetam;
- die Hemmung der Osteoklastentätigkeit durch Diphosphonate mit dem Effekt einer Schmerzlinderung und Verhinderung einer Hyperkalzämie mit osteolytischen Metastasen;

- die Verhinderung des zytostatikainduzierten Erbrechens durch die hochpotenten Antiemetika der Gruppe der 5 HT_3-Rezeptoren-hemmstoffe;
- Linderung der Tumorkachexie durch orale Zusatzernährung (angereicherte Zutaten, Formuladiäten, ggf. Sondenkost);
- Verkürzung der zytostatikainduzierten Myelosuppression durch die hämatopoetischen Wachstumsfaktoren;
- antibiotische Behandlung von Infektionen infolge einer tumorbedingten bzw. zytostatikainduzierten Abwehrschwäche;
- Substitution von Blutbestandteilen bei Knochenmarkkarzinose oder Knochenmarkschädigung durch eine Chemotherapie und/oder Radiotherapie;
- Alopezieprophylaxe durch Kühlhauben.

Gerade die in den letzten Jahren erreichte Verringerung der Toxizität und der Nebenwirkungen der onkologischen Therapieformen ist insbesondere der palliativen Therapie zugute gekommen. Speziell auch die Chemotherapie hat dadurch wesentlich von ihrem früheren Schrecken verloren. Durch die Möglichkeiten des Einsatzes schonender palliativer Therapieformen wird daher heute die Entscheidung für eine palliative internistische Therapie deutlich vereinfacht.

Zeitpunkt der palliativen Chemotherapie

Da die Wirkung einer zytostatischen Chemotherapie um so größer ist, je kleiner die Tumormasse ist, ist es grundsätzlich richtig, bei entsprechender Indikationsstellung sobald wie möglich mit der Therapie zu beginnen. Dieses gilt um so mehr, solange ein kuratives Therapieziel besteht.

Bestehen dagegen nur noch palliative Therapiemöglichkeiten, so muß der Zeitpunkt des Therapiebeginns sehr sorgfältig und differenziert bedacht werden. Selbst wenn der betroffene Patient in Kenntnis der lebensbedrohlichen Tumorerkrankung auf eine umgehende Therapie drängt, gilt es zumindest, die im Einzelfall trotz Kenntnis der Tumorhistologie nicht sicher voraussehbare Wachstumsgeschwindigkeit des Tumors über einen gewissen Zeitraum zu beobachten und abzuschätzen. Nur so lassen sich unter Berücksichtigung des Tumorsitzes und der Tumorausbreitung und der Wachstumsgeschwindigkeit einigermaßen verläßliche Voraussagen über zu erwartende tumorbedingte Komplikationen und Beschwerden machen.

So ist es beispielsweise bei schneller proliferierenden Tumoren, insbesondere wenn seitens ihrer Histologie ein gutes bis befriedigendes An-

sprechen auf eine Chemotherapie erwartet werden kann, durchaus sinnvoll, frühzeitig und beispielsweise schmerzvorbeugend mit einer zytostatischen Chemotherapie zu beginnen, noch bevor klinisch manifeste
Komplikationen aufgetreten sind. Dieses Vorgehen dient dem Erhalt
von Lebensqualität besser als ein Therapiebeginn erst nach Eintreten
von Komplikationen und Beschwerden (Tabelle 4).

Anders ist die Situation bei Tumoren, die sehr langsam wachsen und
keine Beschwerden verursachen bzw. keine baldige Komplikation erwarten lassen. Hier empfiehlt es sich, bei Beschwerdefreiheit erst abzuwarten,
engmaschig zu beobachten und erst dann mit der Therapie zu beginnen,
wenn Schmerzen auftreten oder wenn es zu einer akzelerierten Tumorprogression kommt. So können bestimmte Tumoren einen langsam
progredienten und oft jahrelang indolenten Verlauf zeigen. Dazu kommt,
daß bei derartig langsam wachsenden Tumoren das Ansprechen auf die
uns zur Verfügung stehenden Chemotherapien meist niedrig ist. Hier
würde ein vorschnelles Einsetzen einer zytostatischen Chemotherapie
den langsam progredienten natürlichen Verlauf auch kaum beeinflussen – wobei jedoch der Patient infolge der therapiebedingten Nebenwirkungen eher noch zusätzlich belastet wird.

Der Zwang zu einem umgehenden Beginn einer palliativen Therapie
tritt freilich auch bei derartig langsam wachsenden Tumoren in dem
Augenblick ein, wo hierdurch eine lebensbedrohende Komplikation ab-
gewendet werden kann wie beispielsweise eine obere Einflußstauung
(nicht kleinzelliges Bronchialkarzinom, malignes Lymphom) oder ein
drohendes Querschnittssyndrom (rückenmarksnahe Tumoren). Beim
Auftreten von Schmerzen sollte bei langsam wachsenden Tumoren nur
dann eine onkologische Therapie eingeleitet werden, wenn effektive

---

Tabelle 4. Zeitpunkt der palliativen Chemotherapie

---

1) Frühzeitiger Therapiebeginn:
   - gutes Ansprechen des Tumors zu erwarten,
   - schnelles Tumorwachstum,
   - drohende oder bereits eingetretene Komplikationen,
   - Eintreten von Schmerzen und Beschwerden.

2) Später Tharapiebeginn:
   - geringeres Ansprechen des Tumors zu erwarten,
   - langsames Tumorwachstum,
   - keine Komplikationen zu erwarten,
   - Beschwerdefreiheit.

Hormon- oder Zytostatikatherapien zur Verfügung stehen, die ein Ansprechen des Tumors erwarten lassen. Ist dieses nicht der Fall, sollte von vornherein einer symptomatischen regionalen oder systemischen Schmerztherapie der Vorrang gegeben werden.

Stellenwert der regionalen Chemotherapie

Besteht ein regional begrenztes Tumorwachstum oder rücken auf eine Region begrenzte Komplikationen des Tumorwachstums in den Vordergrund, so besteht in einzelnen Sonderfällen die Möglichkeit einer regionalen Chemotherapie. Es gibt folgende mit palliativem Erfolg angewandte Formen regionaler Chemotherapie:

- regionale intraarterielle Chemotherapie (Lebermetastasen),
- regionale Zytostatikaperfusion einer Extremität (malignes Melanom),
- intratumorale Zytostatikaapplikation (Kopf-/Halstumoren),
- intrathekale Chemotherapie (Meningiosis karzinomatosa),
- intravesikale Zytostatikainstillation (Blasenkarzinom),
- intrakavitäre Chemotherapie der Pleura, des Perikards und des Peritoneums bei malignen Ergüssen (Mammakarzinom, Bronchialkarzinom, Ovarialkarzinom, gastrointestinale Karzinome, maligne Lymphome).

Die Vorteile einer regionalen gegenüber einer systemischen Chemotherapie liegen in der Möglichkeit, besonders hohe Zytostatikakonzentrationen im Tumorgewebe zu erreichen, indem die Zytostatika direkt in den Tumor, in die den Tumor versorgende Arterie oder intrakavitär appliziert werden. Im Gegensatz zu den auf diese Weise im Tumor erreichbaren hohen Wirkspiegeln wird die Gesamtdosis, und damit die systemische Toxizität, niedrig gehalten. Hierdurch ist die Verträglichkeit der regionalen Chemotherapie in der Regel sehr gut. Selbst bei Tumoren mit geringer Ansprechrate bei einer systemischen Therapie kann auf diese Weise nicht selten durch die höheren lokalen Wirkspiegel doch noch ein Ansprechen erreicht werden.

Dauer der palliativen Chemotherapie

Es liegt nahe, daß man bemüht sein wird, eine palliative Chemotherapie bis zum Erreichen einer Schmerzbeseitigung oder Beschwerdelinderung durchzuführen. Je nach Ansprechen des Tumors auf die eingeschlagene Therapie ist nach spätestens 2–3 Kursen ein zumindest klinisch erkennbarer Therapieeffekt zu erwarten. Ist nach diesem Zeitraum kein sichtbarer Therapieerfolg eingetreten, so ist in der Regel auch durch eine Weiterführung der Chemotherapie kein Ansprechen mehr zu erzwingen. Es sollte daher nach etwa 2 Therapiekursen die Entscheidung gefällt werden, ob die eingeschlagene Therapie weitergeführt werden sollte, ob ein Wechsel auf eine potentiell wirksame andere Chemotherapie sinnvoll ist oder ob der Abbruch der chemotherapeutischen Bemühungen zugunsten einer rein symptomatischen Schmerztherapie angezeigt ist.

Im Falle eines befriedigenden palliativen Effekts sollte die Therapie über eine vertretbare Serie von beispielsweise 6 Kursen weitergeführt werden, solange die mit der Therapie verbundenen Belastungen und Nebenwirkungen in Relation zum Therapieeffekt vertretbar sind. Durch beispielsweise 6 Therapiekurse läßt sich in der Regel eine Remission gut konsolidieren (Tabelle 5).

Ob danach eine *Erhaltungstherapie* mit verlängerten Therapieabständen oder ein längeres therapiefreies Intervall bis zum erneuten Auftreten von Beschwerden vorzuziehen ist, bleibt eine vom individuellen Krankheitsfall und von der Absprache mit dem Patienten abhängige Entscheidung. Vor einer Weiterführung einer *milderen* Chemotherapie mit unterdosierten Zytostatika sei hingegen an dieser Stelle gewarnt; Auch eine scheinbar reduzierte Toxizität der unterdosierten Zytostatika stellt bei dem dann meist fehlenden zytostatischen Effekt eine ungünstige Bilanz für den Patienten dar. Darüber hinaus werden durch unterdosierte zytostatische Dauertherapien Resistenzentwicklungen provoziert, die die Möglichkeiten, ein evtl. späteres Rezidiv noch einmal chemotherapeutisch zu beherrschen, zum Scheitern verurteilen.

Tabelle 5. Sinnvolle Dauer einer palliativen Chemotherapie

1) Weiterführen der Chemotherapie:
   – solange Tumorrückbildung bzw. Beschwerderückgang anhält,
   – solange Therapieeffekt in vernünftiger Relation zu den therapiebedingten Belastungen steht.
   – *Cave*: „milde" unterdosierte Dauertherapie.

2) Abbrechen der Chemotherapie:
   – (nach 2 Kursen) kein sichtbarer Therapieeffekt,
   – ungünstige Relation zwischen Therapienebenwirkungen und Therapieeffekt,
   – kritische Verschlechterung des Befindens des Patienten.

Hat sich im Verlauf einer chronischen Tumorerkrankung die persönliche Situation des Patienten in Richtung auf eine Terminalphase verschlechtert, wird man sich auch im Falle eines früher gut auf eine Chemotherapie reagierenden Tumors überlegen müssen, ob der Patient von einem weiteren Ausschöpfen chemotherapeutischer Möglichkeiten hinsichtlich seiner Lebensqualität profitiert oder nicht. Stellt nicht in einer derartigen Situation eine vielleicht noch machbare, begrenzte Lebensverlängerung eher nur eine Verlängerung des Sterbens dar? In vielen Fällen wird man sich dann – auch im stillen Einvernehmen mit dem Betroffenen – für eine rein symptomatische, lindernde Therapie entscheiden.

Literatur

1. Aulbert E Niederle N (1990) Die Lebensqualität des chronisch Krebskranken. Thieme, Stuttgart
2. Gallmeier WM Bruntsch U (1985) Unnötige Diagnostik (Überdiagnostik) in der Onkologie. Münch Med Wochensch 127: 390–394
3. Martz G (1985) Übertherapie in der internistischen Onkologie. Münch Med Wochensch 127: 385–389
4. Niederle N Aulbert E (1987) Der Krebskranke und sein Umfeld. Thieme, Stuttgart
5. Sauer H (1990) Chemotherapie bei soliden Tumoren und malignen Systemerkrankungen. Karger, Basel
6. Sauer H Wilmanns W (1987) Internistische Therapie maligner Erkrankungen. Urban & Schwarzenberg, München
7. Senn HJ (1979) Führung und Betreuung des Krebskranken. Z Allgemein Med 55: 284
8. Schmoll HJ Peters HD Fink U (1986) Kompendium internistische Onkologie, Teil 1. Springer, Berlin Heidelberg New York Tokyo
9. Zielinski H Pfreundschuh M Schug S Zech D (1990) Palliative Therapie bei Krebspatienten. Karger, Basel

Lebensqualität für Tumorkranke

S. Husebö

> „Dann sagte der Arzt zu mir, daß nichts mehr für
> mich getan werden kann, daß es keine Hoffnung
> mehr gibt."

Die letzten Zahlen der WHO zeigen, daß trotz aller Bemühungen der letzten Jahrzehnte 2/3 aller Patienten, die an Krebs erkranken, an Krebs sterben. Bei den meisten Krebsformen haben sich die Zahlen kaum verbessert. Dies gilt auch für die Bundesrepublik Deutschland.

Wie ist die Lebensqualität für diese „Unheilbaren"? Was können wir Patienten dieser Krankheitsgruppe anbieten, wenn der Krebs nicht mehr geheilt werden kann? Welchen fachlichen und menschlichen Herausforderungen begegnen wir in der Fürsorge und Behandlung von Krebskranken mit Metastasen?

Die Situation für Krebspatienten mit Metastasen ist sehr schwierig. Mehr als 3/4 erleiden schwere Schmerzen. Oft leiden sie weit mehr wegen anderer körperlicher Symptome wie z.B. Übelkeit, Erbrechen, Dyspnoe oder Obstipation. Heute wissen wir, daß bei mehr als 90% aller Tumorkranken eine gute Schmerz- und Symptomkontrolle zu erlangen ist. Die Voraussetzungen aber sind nicht überall vorhanden. Der betreuende Arzt und die verantwortliche Schwester müssen ausreichende Kenntnisse darüber haben, welche Therapie, welche Medikamente wann und an welchen Patienten gegeben werden müssen, um eine suffiziente Symptomkontrolle zu erreichen. Vieles deutet darauf hin, daß dies noch lange nicht erreicht ist, auch nicht in der Bundesrepublik. Viele Tumorpatienten leiden unnötig – wegen fehlender Fachkenntnisse und fehlender Priorisierung von Tumorpatienten, die nicht mehr *geheilt* werden können.

Schlimmer noch als die physischen Symptome ist häufig die Einsamkeit und der seelische Streß, der unberücksichtigt bleibt. Es ist nicht einfach zu sterben. Es ist noch weitaus schwieriger, wenn der Patient allein gelassen wird mit seinen Fragen, Gefühlen und Ängsten und noch dazu meist im Krankenhaus oder Pflegeheim stirbt, weit weg von der vertrauten Umgebung.

„Dann sagte der Arzt zu mir, daß nichts mehr für mich getan werden kann, daß es keine Hoffnung mehr gibt." Wie viele Male haben Patienten ihr Gespräch mit den Ärzten so geschildert! Obwohl ich sehr hoffe, daß diese Worte von den Ärzten nie ausgesprochen werden, bin ich überzeugt, daß es öfters vorkommt. Und selbst, wenn wir es so direkt nicht sagen, bleiben die Patienten zurück mit dem Eindruck, daß es so ist.

Was ist Palliativmedizin? Was ist Lebensqualität?

Bis jetzt hat Palliativmedizin einen eher bescheidenen Platz in der modernen Medizin gefunden. Dies beginnt sich in Europa und der ganzen Welt radikal zu ändern.

Palliativmedizin ist derjenige Teil der Medizin, der zum Ziel hat, den Patienten und deren Angehörigen Hoffnung und Lebensqualität zu geben, wenn die Patienten an schwerer, unheilbarer Krankheit leiden und der Tod voraussichtlich in Tagen, Wochen oder Monaten eintritt.

Wenn wir „Neuerungen" einführen, müssen wir Begriffe neu verstehen und entdecken. Oft werden alte Begriffe neu definiert. „Lebensqualität" ist einer dieser „modischen" Begriffe. Was verstehen wir darunter?

Stellen Sie sich vor, ich wäre Ihr Arzt. Ich würde Ihnen heute erklären, daß die letzten Untersuchungen leider sehr negativ ausgefallen sind. Sie haben nur kurze Zeit zur Verfügung, bevor die Krankheit Ihr Leben beendet. Die Zeitspanne ist sehr knapp, wahrscheinlich werden Sie die nächsten Monate nicht überleben. Medizinisch kann also absolut nichts mehr getan werden, um diese Zeitspanne zu verlängern. Nun stelle ich die Frage: Wie und wo möchten Sie diese letzte Zeit verbringen? Was ist für Sie wichtig? Was bedeutet Qualität für den Rest Ihres Lebens?

Die Frage ist schwierig, und um die Antwort zu verstehen, muß ich Sie gut kennen: Ihr Leben, Ihre Biographie, Ihre Beziehungen, die Träume und Ängste, die Hoffnungen, den Kummer. Erst wenn ich viel über Sie weiß, kann ich besser beurteilen, was für Sie gut ist, was Qualität in Ihrem restlichen Leben heißt. Wir können zwar mit unseren Fragebögen und quantitativen Methoden Statistiken aufstellen, aber für die Probleme des einzelnen ist damit fast nichts gewonnen. Wie können wir dann mehr über den Umgang mit sterbenden Patienten lernen? Durch das Leben selbst, durch unsere Patienten, die Angehörigen, das Personal, und uns selbst, in der kritischen und ethischen Reflexion – nicht zuletzt über unser eigenes Leben, durch erweitertes Verständnis für den individuellen Prozeß, den jeder einzelne Kranke durchleben muß.

Wir dürfen nie aufgeben, unser Wissen und Verständnis zu systematisieren. Aber: „Wissen ist wenig; im rechten Bezug zu wissen, ist viel; im rechten Punkt zu wissen, ist alles" (Hofmannsthal).

Selbstverständlich habe ich – wie viele von Ihnen auch – Vorstellungen darüber, wie Menschen in diesem kritischen Lebensabschnitt begegnet und geholfen werden kann und was wir unter dem Begriff „Lebensqualität" verstehen können. Nachfolgend sind einige Punkte aufgeführt, die für die meisten Patienten von zentraler Bedeutung sind.

Was ist Lebensqualität?

- Wärme, Essen und Trinken,
- Symptomkontrolle,
- Fürsorge und Betreuung,
- Leben,
- Qualität,
- Hoffnung,
- Biographie (Vergangenheit und Zukunft),
- soziale Relationen,
- Integrität und Autonomie,
- nicht allein zu sterben.

Aber diese Aufzählung kann nur einen Sinn haben in der Begegnung mit jedem einzelnen Patienten. In dieser Begegnung mit einer Person, die weit mehr ist als ein Knie, eine Leber, ein Herz oder ein Gehirn oder auch die Summe dieser Bestandteile, entsteht eine einmalige und ganz spezielle Situation. Zwei einander fremde Menschen können sich kennenlernen, der eine als Helfer, der andere als Hilfebedürftiger. Erst diese Begegnung und unser Verständnis für diese Begegnung können dem einen etwas über die Lebensqualität des anderen vermitteln. Wenn die Lage verzweifelt ist, wenn es schwer erscheint, über Hoffnung zu sprechen, weil die Krise oder der Tod sich nähert, kann diese Begegnung nur gelingen, wenn die beteiligten Personen mit offenen Augen und Ohren einander gegenübersitzen, oder anders ausgedrückt, einander als zwei verwundbare Personen begegnen.

Der verwundbare Arzt und die verwundbare Krankenschwester

Wir können viel von den Kindern lernen. Nach einem tragischen Busunfall außerhalb von Bergen 1989, bei dem 15 schwedische Kinder und 3 Erwachsene ums Leben kamen, war es meine Aufgabe, 3 Kinder im Alter von 11 Jahren über das tragische Schicksal ihrer verstorbenen Eltern zu informieren. Als ich zu dem dritten Kind hereinkam, war ich wie gewohnt höflich und nach außen ruhig. Ich stellte mich vor, setzte mich, fragte, wie es dem Jungen ginge, wartete dann schweigend ab und hoffte, daß mir die richtigen Worte einfallen würden. Es fiel mir nichts ein. Im Gegenteil, die Lage des Jungen war so erdrückend, daß mir Tränen in die Augen kamen. Der Junge schaute mich 2 Sekunden an, dann streckte er seine Hand aus und zog mich am Kragen zu sich, streichelte mit Vorsicht meine Haare und sagte: „Mutter ist nicht mehr am Leben, nicht wahr...?" Die nächsten Minuten schwiegen wir. Je mehr ich über dieses Erlebnis nachdenke, desto klarer wird mir, daß es für Kinder kaum etwas mehr Tröstenderes gibt, als selbst zu trösten.

Daraus ergeben sich mehrere Fragen. Wer ist in solchen Situationen der Helfer und wer der Hilfsbedürftige? Wer tröstet *uns?* Wenn es oft so ist, daß es unser größtes Kapital ist, in Menschen zu investieren: wer investiert in uns?

Nur der sensible und verwundbare Arzt oder Pfleger, der einsichtsvoll in seiner Verwundbarkeit ist, kann weiterfunktionieren als guter Arzt oder Pfleger. Dies ist leider meistens kein Thema. Wir sprechen kaum oder niemals von *unseren* Wunden, von *unserer* Verletzbarkeit, von den Gefühlen, von der Trauer, die *wir* empfinden bei der Arbeit mit Patienten, die schwer krank sind und sterben. Sind wir „bewußtlos"? Sehen wir nicht, daß auch wir einen Bedarf haben, getröstet zu werden, Anerkennung und Lob zu empfinden, Tränen und Lachen zu teilen?

In einer Begegnung wie der oben beschriebenen ist es mir oft vorgekommen, daß sich die Rollen ändern. Der *Hilflose* wird zum Helfer, der Helfer empfindet plötzlich, daß der andere *ihm* hilft. Als ich aus dem Zimmer des verunglückten Jungen herauskam, gemeinsam mit der Krankenschwester, die für ihn die nächsten Tage hauptverantwortlich war, passierte etwas Besonderes. Sie sagte zu mir: „Laß uns in Dein Büro gehen." Wir gingen hinein, sie berührte meinen Ellbogen, ich sah die Tränen in ihren Augen. Es war für mich das Signal, das nötig war. Ich umarmte sie. Gemeinsam haben wir geweint. Einem 11jährigen Jungen in die Augen zu sehen und zu erklären, daß die Mutter nicht mehr lebt, kostet viel. Von ihm getröstet zu werden, war gut, aber mit einer Person, zu der ich volles Vertrauen habe, zu weinen, war für mich nicht nur ein großes Erlebnis, es war das, was ich *benötigte*, um weiter in vielen vergleichbaren Situationen meine Bereitschaft zu Offenheit und aktiver Hilfe zu bewahren.

Kommunikation und Ethik

Eine der schwierigsten und gleichzeitig am meisten vernachlässigten Aufgaben in der Palliativmedizin ist die Kommunikation. Gezieltes Fragen und gezieltes Zuhören kann für den einzelnen Patienten ein

Gelingen oder ein Scheitern des Tages oder auch des Lebens bedeuten. Autonomie und Integrität des einzelnen Patienten in den ungleichen Abschnitten seiner schweren Krankheit ist überhaupt nicht durchführbar ohne einen einfühlsamen und gezielten Kommunikationsprozeß, durch den der Patient seine Möglichkeiten und seine Begrenzungen erlernen kann.

Die ethischen Herausforderungen sind groß. Wir wollen, so weit es möglich ist, die Autonomie des Einzelnen respektieren, d.h., die Entscheidungen, Wünsche, Ziele weitestmöglich unterstützen. Aber gleichzeitig entstehen leicht Ängste, wenn wir zuviel fragen. Es kann aber auch umgekehrt sein. Oft wäre es besser, daß normale Zweifel und Ängste, die es dem Schwerkranken ermöglichen, seine Situation zu erfassen, sich entwickeln dürfen – ohne handfestes Eingreifen oder Manipulieren von seiten des Personals.

Oft sind die Unterschiede zwischen Handlungen, die sich auf Dauer als negativ erweisen und die den Kranken neue Möglichkeiten eröffnen, gering. Als ich mit einer sterbenden Frau mit Lungenkrebs redete, antwortete sie auf meine Frage nach Kindern, daß sie eine Tochter habe, die Schauspielerin sei. Die Tochter wohnte in der Hauptstadt, 700 km entfernt. Ich fragte, ob ich die Tochter anrufen solle. „Nein, das dürfen sie nicht", sagte sie angstvoll, „sie hat ihre erste Hauptrolle in einer Premiere nächste Woche..."

Ich dachte schnell nach. Respekt für die Autonomie dieser Frau hieße, ihren Wunsch zu respektieren. Wie traurig für sie und die Tochter! Auf der anderen Seite fragte ich mich, ob es für Mutter oder Tochter richtig wäre, nicht anzurufen. Meine Antwort war ein klares Nein. Also was tun? Könnte es auch sein, daß sie eigentlich nicht meint, was sie sagt? Ich sagte dann ruhig, sie beobachtend: „Ich verstehe, daß Ihre Tochter für Sie unheimlich viel bedeutet. Aber als Arzt finde ich es unmöglich, sie nicht anzurufen. Sie sind die einzige Mutter, die sie hat. Sie muß jetzt selbst entscheiden, ob sie kommen kann oder nicht."

Sie antwortete darauf nicht, weinte aber. Und ich sah eine Zustimmung, vielleicht war sie froh, erleichtert, daß eine schwere Entscheidung von ihren Schultern genommen wurde. Die Tochter dagegen war am Telefon aggressiv und abweisend: „Ich habe eine große Premiere nächste Woche, und ich habe niemanden, der auf meinen Sohn aufpassen kann. Sie müssen verstehen, daß es für mich unmöglich ist zu kommen." Sie gab mir zu verstehen, daß mein Anruf für sie lästig war. Am nächsten Vormittag war sie dann doch bei ihrer Mutter.

Das nur schwer Voraussagbare zeigte nun seine Stärke. Die Mutter starb nicht, lebte dagegen auf, als die Tochter kam. Die Tochter blieb bei ihr. Eines Tages fragte ich: „Warum fahren Sie nicht nach Hause?" Beide waren abweisend. Die Mutter lebte allein, und woher sollte sie die nötige Hilfe bekommen? Nach 3–4 Ansätzen ließen sie sich doch zu einem Versuch überreden. Und dann ging es doch weit besser, als sie dachten. Sie blieben zu Hause, bis die Mutter 4 Wochen später starb. Die Tochter war die ganze Zeit bei ihr, die letzten Wochen auch ihr Ehemann und der 5jährige Sohn.

Als ich die Tochter ein Jahr später anrief, sagte sie folgendes: „Mir fehlten damals die Voraussetzungen, zu verstehen. Ich war 5 Jahre alt, als mein Vater gestorben ist. Ich wollte es nicht wahrhaben, daß meine Mutter auch stirbt, und ich wollte keineswegs dabei sein. Ich wollte mein Leben leben und meiner Karriere ungestört nachgehen, wie geplant. Nun verstehe ich vieles besser. Sie dürfen nie aufgeben, uns Angehörigen die Möglichkeiten bei einem so schwierigen und schmerzvollen Abschied zu zeigen. Wir wollen den Schmerz nicht, aber der wird ja nur unerträglich, wenn wir flüchten. Diese Wochen zusammen mit meiner Mutter waren die wichtigsten in meinem Leben, und das allerwichtigste war, daß sie mit uns zusammen zu Hause war, bis sie starb. Mein Sohn hat, als sie tot war und von uns gewaschen und gepflegt in ihrem schönsten Sommerkleid im Wohnzimmer lag, eine Zeichnung von ihr gemacht. Dann sagte er zu mir: „Das ist meine Oma. Siehst Du, Mutti, sie lächelt..." – Ich habe gedacht, das Sterben ist eine Angelegenheit des Krankenhauses. Jetzt sehe ich, daß es in die Familie gehört. Aber wir Angehörigen brauchen vom Fachpersonal Hilfe und Unterstützung, um dies zu verstehen. Die Zeit mit meiner sterbenden Mutter ist die wichtigste Premiere meines Lebens gewesen."

Manche sagen nie, was sie denken. Unsere Sätze und die nonverbale Kommunikation sind mehr oder weniger gelungene Versuche, den eigenen Gedanken Sprache zu geben. Weder die sterbende Mutter noch die Tochter waren in der Lage, ihre Möglichkeiten zu sehen und zu verstehen. Sie brauchten uns, um mit Geduld ihre Möglichkeiten zu erfassen.

Kommunikation und Ethik sind eng verknüpft. Erste Voraussetzung für Autonomie ist, daß der Kranke und seine Angehörigen zu maximalen Kenntnissen über ihre Lebenssituation und ihre Wahlmöglichkeiten und deren Konsequenzen gelangen können.

Schlechte Nachrichten zu übermitteln, fordert nicht nur genaue Kenntnisse der medizinischen Situation, sondern weit mehr Einsicht und Einfühlungsvermögen des Informanten, einschließlich der Kenntnisse über die Biographie des einzelnen Patienten. Wie wichtig ist es für uns, z.B. zu wissen und zu verstehen, daß die Tochter ihren Vater als kleines Kind verloren und jetzt selbst ein Kind hat?

Kommunikation ist ein Prozeß. Dieser Prozeß beginnt bei der ersten
Begegnung zwischen Arzt und Patient. Er sollte andauern, solange der
Arzt am Leben ist. (Die Tochter im obigen Beispiel hat sich sehr gefreut,
daß ich ein Jahr später bei ihr anrief).

Während der Gespräche sollten wir uns auch viel mehr bemühen,
Fragen zu stellen, statt „Wahrheiten" zu vermitteln. – Fragen, die den
einzelnen in die Lage versetzen, seine Situation zu erfassen. Ein Beispiel:

Arzt sagt:	Patient versteht:
Sie haben Krebs.	Ich werde bald sterben.
Eine Operation ist nicht möglich.	Es gibt keine Hoffnung mehr.
Wollen Sie nicht zu Hause sein?	Er möchte mich loswerden.

Es wird deutlich, wie groß der Abstand sein kann zwischen dem, was der
Arzt sagt und dem, was der Patient versteht. Falls der Patient dann
alleingelassen wird mit dem, was *er* verstanden hat, kann das Ergebnis
eine Katastrophe werden. Um sich zu versichern, was der Patient verstanden hat, sollte man Fragen stellen, z.B. „Erzählen Sie bitte, welche
Vorstellung Sie von Ihrer Krankheit und Situation haben?" oder „Was
hat der Arzt Ihnen gestern vermittelt?"

Eine ideale Kommunikation muß folgendermaßen aussehen:
1) Die Räumlichkeit muß geeignet, Zeit muß vorhanden sein.
2) Sie ist als ein Prozeß aufzufassen, in dem mit Geduld, Vertrauen
   und Verständnis wiederholte Male die Botschaften vermittelt werden.
3) Fragen statt Antworten sind weiterzugeben.
4) Patient *und* Angehörige, Arzt *und* Schwester sollten in den Prozeß
   einbezogen werden.
5) In der Regel sollte nie der Angehörige informiert werden, wenn der
   Patient nicht dabei ist. Die zu vermittelnde Information sollte
   immer die gleiche sein.

Die ethischen Fragen, denen wir gegenüberstehen in der Begegnung mit
Schwerkranken, sind oft nicht sichtbar, besonders dann nicht, wenn wir
ohne Einfühlungsvermögen und Empfindsamkeit in die einzelnen Situationen gehen. Wie leicht wäre es, von der sterbenden Frau zu gehen ohne
die Tochter anzurufen, in dem Glauben, daß dies im Interesse der Frau
sei? Und wie folgenschwer wäre so eine Entscheidung? Die wichtige
ethische Herausforderung ist die ständige Empfindsamkeit solchen wichtigen Details gegenüber. Die Voraussetzung ist, daß der Therapeut ein
einfühlsamer Mensch ist. Dieses Einfühlungsvermögen können wir kaum

durch Lehrbücher und Studium entwickeln, viel eher durch Literatur, Geschichten, Anekdoten, durch unsere Patienten und durch das Leben selbst.

Das Gewesene kann nicht vergehen – oder warum es immer Hoffnung gibt

Oft finden wir es schwierig, die geeigneten Worte zu finden. Dies trifft selbstverständlich eher zu in einer schwierigen Lebenssituation, wenn schlechte Nachrichten zu übermitteln sind, oder in Krisen, wenn Patient, Angehörige oder Personal kaum eine Hoffnung mehr sehen. Seelische und emotionale Not und Einsamkeit sind häufig in solchen Situationen.

Ein erfahrener Chirurg vermittelte mir folgendes: „*Einem* Patienten kann ich in die Augen sehen und die Wahrheit der galoppierenden Krankheitsentwicklung mit schlechter Lebensprognose vermitteln. Aber wenn ich 2 oder 4 solcher „Botschaften" an einem Tag übermitteln muß, wird es mir zuviel. Ich kann schon verstehen, daß sie mehr von mir brauchen als die nackte Wahrheit. Ich schaffe es aber nicht mehr, sowohl menschlich als auch als Fachmann zu agieren. Oft habe ich das Gefühl, einen Bleimantel zu tragen in solchen Situationen, wo es keine Hoffnung mehr gibt."

„– wo es keine Hoffnung mehr gibt." Wie kommen wir weiter: wenn es keine Hoffnung mehr gibt? Was bedeutet dann Lebensqualität?

Wie bereits erwähnt, ist es kaum möglich, etwas über Lebensqualität des einzelnen auszusagen, ohne viel über seine Biographie zu wissen. Tragisch erscheint es dann, daß wir kaum Interesse für diese Biographie in klinischen Situationen haben. Unser Hauptinteresse gilt der Krankheit, den Symptomen, der Behandlung. Unsere fehlende Hoffnung bezieht sich *auch* auf diese Faktoren. Wenn wir in der Lage sind, das Leben und Leiden, die Vergangenheit und Zukunft des Patienten in unsere Betrachtungen und Information einzubeziehen, werden wir einsehen, daß wir und unsere Patienten niemals ohne Hoffnung leben können. Die Frage bekommt eine andere Richtung, wenn wir unser medizinisches Wissen mit der Biographie und den Gefühlen der Patienten und Angehörigen „mischen".

Ralph war 42 Jahre alt, als er die Nachricht bekam, er leide an einem Pankreaskarzinom, die Prognose sei schlecht, nichts könne medizinisch getan werden, um den Krankheitsverlauf zu bremsen, voraussichtlich werde er die nächsten 6 Monate nicht überleben.

Ralph bricht völlig zusammen. Er weiß so viel über diese Krankheit, daß es nicht möglich ist, seine bohrenden Fragen zu umgehen. Vor

2 Jahren starb seine Frau an einem Gallengangkarzinom. Sie haben gemeinsam 2 Kinder im Alter von 13 und 16 Jahren. Ralph hat vor 7 Monaten wieder geheiratet. Mit seiner neuen Frau hat er ein Kind, 4 Wochen alt.

In dieser Situation sieht weder Ralph noch das ihn behandelnde Krankenhauspersonal Grund zur Hoffnung. Tiefe und lähmende Verzweiflung machen sich breit. Der hinzugezogene Psychiater diagnostiziert bei Ralph eine schwere Depression, die mit Antidepressiva behandelt wird. Ralph bekommt rasch steigende Dosen von Morphin. Er klagt häufig über unerträgliche Schmerzen. Ralph möchte mit niemandem über seine Situation reden. Er möchte im Krankenhaus bleiben. Es scheint, daß er nicht in der Lage ist, sich mit etwas anderem als seinem bevorstehenden Tod zu beschäftigen. Seine Bitterkeit ist ohne Grenzen – nicht zuletzt gegenüber Gott, der ihn auf diese Weise bestraft. „Was habe ich bloß falsch gemacht?" fragt er Gott, der für ihn von größter Bedeutung ist.

Eines Tages bleibe ich lange bei ihm und seiner Frau sitzen. Ich fragte vorher, ob er ein Fotoalbum mit Bildern von der Familie besitze. Jetzt blättere ich langsam die Bilder durch und lasse Ralph viel Zeit zum Erzählen. Am Anfang zögernd, nach und nach spürt er, daß diese Bilder und seine Erläuterungen viel für mich bedeuten. Nach und nach kommen Tränen in seine Augen. Früher hat er kaum Gefühle gezeigt. Als er Bilder von seiner gestorbenen Frau zeigt, weint er heftig. Wir gehen nicht weiter, reden aber über die letzten Tage seiner Frau. Die nächsten Tage verbringen wir mit Bildern seiner Kinder. Ralph zeigt auch hierbei heftige Gefühlsausbrüche.

Dann sagt er, er möchte nach Hause. Er bleibt, unterbrochen von kurzen Krankenhausaufenthalten, zu Hause, bis er 4 Monate später stirbt. Zu Hause ging es ihm besser, er war aber bis zuletzt voller Bitterkeit und Einsamkeit.

Bci meinem letzten Besuch bei ihm zu Hause sah er erleichtert aus. Ich fragte, ob etwas passiert sei. Er grinste: „Ich habe heute nacht auf Gott geschimpft. Es war gut. Weißt Du, was er noch zu mir gesagt hat? Er sagte: Höchste Zeit, Ralph, höchste Zeit." Etwas später sagte er, daß er zum Sterben bereit ist. „Ich habe so schöne Träume jetzt. Heute nacht habe ich geträumt, daß ich an einem schönen Strand liege. Wir sind alle zusammen, meine alte und neue Familie." Und dann, nach einer kurzen Pause: „Ich habe Angst. Aber nicht in meinen Träumen. Ich wollte heute nacht nicht aus dem Traum aufwachen. – Ich glaube, bald komme ich nicht mehr zurück von meinen Träumen. Ist es vielleicht so? Wenn wir tot sind, sind wir dann in unseren Träumen?"

Wir haben viel von Ralph gelernt, von seiner Bitterkeit und Abweisung, Einsamkeit und den Problemen seiner Vergangenheit. Können wir in seiner Situation überhaupt von *Hoffnung* sprechen? Gab es für Ralph Lebensqualität? Es sollte für jeden ersichtlich sein, wie wichtig seine Biographie für die Behandlung und für die Beantwortung dieser Fragen gewesen ist. Interessanterweise zeigte sich auch, daß nicht nur seine Probleme, sondern auch seine Möglichkeiten, damit umzugehen, weitgehend in der Vergangenheit zu suchen waren. Wer die höchste Unwirklichkeit erfaßt, wird die höchste Wirklichkeit gestalten.

Was dabei sehr geholfen hat, war das Familienalbum. Sollten wir es etwa zur Routine machen, das Familienalbum mit unseren schwerkranken Patienten durchzublättern?

Goethe sagt: „Nichts ist mehr Wert als heute." Ralphs Schmerzen, seine Isolation, die Depression waren nicht mit medikamentöser Behandlung zu lindern. Was Ralph am meisten brauchte, war Zeit und Verständnis, die Erlaubnis, über uns und Gott zu schimpfen, die Bestätigung, daß es ganz in Ordnung ist, in die Vergangenheit zu flüchten, um heute zu überleben oder zu sterben. Er starb im Doppelbett, umgeben von seiner Zukunft und seiner Vergangenheit. War das nicht seine Hoffnung?

Ist zu Hause das Sterben leichter?

Wir „Spezialisten" sollten uns regelmäßig nicht nur fragen, welche Therapie für die Sterbenden gut ist, sondern auch *wo* die Therapie gut ist, und *wer* am besten in der Lage ist, die Therapie durchzuführen. Heute ist es leider oft der Fall, daß wir die Patienten und unsere Beziehungen zu ihnen also *unser* Eigentum betrachten. Reflexionen über unsere Macht und die Ohnmacht der Patienten und Angehörigen ist ein viel zu seltenes Thema unter uns „Fachleuten", besonders in Großkliniken. An dieser Stelle möchte ich den englishen Philosophen Santayana zitieren:

> The working of great institutions is mainly the result of a vast mass of routine, petty malice, self interest, carelessness, and sheer mistake. Only a residual fraction is thought.

Wir sollten vielmehr ein Höchstmaß an Integrität und Autonomie von Patienten *und* Angehörigen anstreben und dürfen niemals aufhören, uns die Frage zu stellen, wo und wie der Patient und die Angehörigen dies am besten erreichen können.

Pflege und Behandlung von Sterbenden sollten zu Hause erfolgen, wenn die Angehörigen damit einverstanden sind. Dazu müssen Krankenhausärzte und -schwestern sowie Allgemeinärzte gut zusammenarbeiten.

In Norwegen ist dies der Fall. Seit 2 Jahren gibt es auch ein Gesetz, wonach es möglich ist, für einen Angehörigen oder Nachbarn bis zu einem Monat volles Gehalt für die Pflege des Schwerstkranken zu Hause zu erhalten. Die meisten Menschen wollen sterben, wie und wo sie gelebt haben. Wenn es noch ein Zuhause gibt, deutet vieles darauf hin, daß die einzelnen Patienten, wenn sie so lange wie möglich zu Hause bleiben dürfen, mehr Lebensqualität behalten.

Falls es nicht möglich ist, den Sterbenden zu Hause zu versorgen, können wir dann wenigstens den Toten nach Hause bringen? Heute sterben ungefähr 80% in Institutionen. Die Toten werden so schnell wie möglich ins Begräbnisbüro oder ins Krematorium gebracht. Fremde „Spezialisten" haben ein Geschäft aus dem gemacht, was früher ein häusliches Ritual war: den Toten zu waschen, zu pflegen, schön zu machen, ihm schöne Kleider anzuziehen. Heute haben die Angehörigen kaum noch Gelegenheit, so lange und intensiv sie wollen, um die Toten zu trauern, den Körper anzufassen – zu erfassen, daß der Geliebte nicht mehr am Leben ist.

Vieles deutet darauf hin, daß die Zeit reif dafür ist, unsere Trauerrituale aus der Vergessenheit zurückzuholen. In meinem Krankenhaus haben wir damit bereits gute Erfahrungen gesammelt.

Das wichtigste Argument für das Sterben zu Hause liefert die Ethik. Wo können die Patienten, die Angehörigen, die Kinder ihre Autonomie am längsten bewahren? Wo kann das Sterben und der Tod als „Lernmöglichkeit" der Familie erhalten bleiben? Wo können Kinder ihre Spontaneität und Nähe entfalten, wenn sowohl sie wie die Erwachsenen es am nötigsten haben? Und nicht zuletzt: Wie und wo wollen wir, die mitten im Leben stehen, das Leben verlassen? Und wenn die meisten von uns zu Hause sein wollen: Wo und wie lernen wir und unsere Kinder, daß dies nicht nur möglich ist, sondern, daß es eine Chance bedeutet, Mitgefühl und Liebe zu erfahren?

Sachverzeichnis

Springer-Verlag und Umwelt

Als internationaler wissenschaftlicher Verlag sind wir uns unserer besonderen Verpflichtung der Umwelt gegenüber bewußt und beziehen umweltorientierte Grundsätze in Unternehmensentscheidungen mit ein.

Von unseren Geschäftspartnern (Druckereien, Papierfabriken, Verpackungsherstellern usw.) verlangen wir, daß sie sowohl beim Herstellungsprozeß selbst als auch beim Einsatz der zur Verwendung kommenden Materialien ökologische Gesichtspunkte berücksichtigen.

Das für dieses Buch verwendete Papier ist aus chlorfrei bzw. chlorarm hergestelltem Zellstoff gefertigt und im pH-Wert neutral.

Druck: Mercedesdruck, Berlin
Verarbeitung: Buchbinderei Lüderitz & Bauer, Berlin